H. KALK

Krankheiten des Magen-Darm-Kanals, der Leber und Gallenwege

Internistische Begutachtung

PROF. DR. MED. HEINZ KALK

Krankheiten des Magen-Darm-Kanals, der Leber und Gallenwege

Internistische Begutachtung

Mit 6 Abbildungen

19 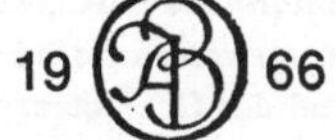 66

JOHANN AMBROSIUS BARTH · MÜNCHEN

ISBN-13: 978-3-540-79624-4 e-ISBN-13: 978-3-642-87235-8
DOI: 10.1007/978-3-642-87235-8

Gesamtherstellung: Frühmorgen & Holzmann, München

Vorwort

In einem modernen Staat, in dem das Versicherungs- und Versorgungswesen eine große Rolle spielt, werden an den Arzt immer häufiger Anforderungen zur Begutachtung gestellt. Die Medizin, besonders auch die Innere Medizin, spaltet sich zunehmend in Spezialgebiete auf, und immer schwieriger wird die Übersicht über die Probleme der Begutachtung. Aus diesem Gesichtspunkt heraus scheint es gerechtfertigt, ein Buch wieder neu zu bearbeiten, das sich mit der Begutachtung der Krankheiten des Magen-Darm-Kanals, der Leber und Gallenwege beschäftigt.

Auf dem Gebiet der Leberkrankheiten wurden in den letzten 25 Jahren große Fortschritte und eine erhebliche Erweiterung unseres Wissens erzielt; es kam zur Entwicklung des Sondergebietes der Hepatologie. So war eine neue Bearbeitung gerade dieses Kapitels wichtig.

Ich bin deshalb dem Verlag dankbar für die Anregung zur neuen Herausgabe dieses Buches und für die Mühen, die er darauf verwendet hat.

Frühjahr 1966 *H. Kalk*

Inhalt

Ösophagus

Von den Krankheiten des unteren Abschnittes des Ösophagus sind hier für unser Thema nur zwei erwähnenswert, das Ulcus pepticum und die sogenannte idiopathische Ösophagusdilatation (kardiotonische Ösophagusdilatation nach STARCK, Achalasie nach HURST). Hinsichtlich der Begutachtungsfragen steht das *Ulcus pepticum des Ösophagus* dem Ulcus ventriculi und duodeni nahe, und es sei deshalb auf dieses verwiesen (S. 23 ff.).

Die *idiopathische Ösaphogusdilatation* bietet für die Begutachtung einige Probleme. Es ist sicher, daß diese Krankheit in einer nervösen Fehlsteuerung ihre Ursache hat, und zwar in dem Sinne, daß das normale Wechselspiel zwischen der Peristaltik eines Transportorganes und dem Verschlußmechanismus seines Schließmuskels gestört ist. Normalerweise ist es so, daß der fortbewegenden Peristaltik eines Transportorganes eine Öffnung des Schließmuskels entspricht. In diesem unserem Fall bleibt die Öffnung aus, sei es, daß die aktive Öffnung versagt, weil dort ein Spasmus besteht, sei es, daß die Fähigkeit zur Erschlaffung fehlt (daher der Name Achalasie von χαλάω = erschlaffen). Wie alles, was der Regulation des Nervensystems untersteht, ist dieser Vorgang psychischen Einflüssen sehr zugänglich, und so sehen wir die idiopathische Ösophagusdilatation durchaus bei Schreck- und Ekelzuständen auftreten, bei denen einem „der Bissen im Munde steckenbleibt". Darauf weist auch STARCK[1] hin.

Das ist aber wichtig für Begutachtungsfragen, da man in solchen Fällen die Ösophagusdilatation trotz ihrer zweifelsfreien konstitutionellen Bedingtheit als entschädigungspflichtige Krankheit anerkennen muß, weil das psychische Erlebnis überwertig ist.

Starck selbst führt zwei Fälle an, in denen er die Krankheit als Wehrdienstbeschädigung anerkannt hat, weil sie zum erstenmal auftrat im Feldzug beim überraschenden Anblick ekelerregender Leichen. Wir selbst haben ebenfalls in zwei Fällen des Ersten Weltkrieges die idiopathische Ösophagusdilatation als Kriegsdienstbeschädigung anerkannt. In einem Fall war dem Kranken bei einem plötzlichen Alarm während des Essens der hastig verschluckte große Bissen „im Hals steckengeblieben", im zweiten Fall war ein etwas zart besaiteter Mensch während des Essens von einem Unteroffizier grundlos angeschrien worden. Beide wurden übrigens durch unsere Kardiasprengung nach jahrelangem Bestehen des Leidens geheilt.

Es ist selbstverständlich, daß man solche etwas an der Grenze liegenden Fälle nur dann anerkennen wird, wenn der das Leiden auslösende Vorgang sich einwandfrei nachweisen läßt.

Das Vorhandensein einer idiopathischen Ösophagusdilatation bedeutet stets eine erhebliche Minderung der Erwerbsfähigkeit je nach der Stärke der Beschwerden und der Beeinträchtigung des Allgemeinbefindens.

Magen

Wir kennen drei große Magenkrankheiten: die Gastritis, das Ulkus und das Karzinom.

Gastritis

Die *Beurteilung der Gastritis* als entschädigungspflichtige Krankheit ist oft recht schwierig, nicht zuletzt deshalb, weil die Gastritis überhaupt eine außerordentlich häufige Krankheit und eigentlich die häufigste Magenkrankheit ist, die unter den Schädigungen des modernen Lebens entsteht. Bei manchen Vorgängen könnte man geradezu von der Gastritis als einer „physiologischen" Krankheit sprechen, dies besonders dann, wenn man die Veränderungen der Magenschleimhaut betrachtet, wie sie sich etwa schon beim normalen Verdauungsvorgang mit seiner Leukozytose abspielen oder bei den Alterungsvorgängen der Magenschleimhaut. Es gibt unzählige Ursachen für die Entstehung der Gastritis; das Kausalitätsbedürfnis des Menschen und nicht zuletzt bewußte oder unbewußte Begehrungsvorstellungen suchen sich dann leicht solche Ursachen für die Entstehung der Gastritis heraus, bei denen die Möglichkeit einer Entschädigungspflicht gegeben ist. Bei der Beurteilung der Gastritis als entschädigungspflichtige Krankheit wird also besondere Sorgfalt und kritisches Denken am Platze sein. Man soll sich unbedingt im Einzelfall bemühen, die Diagnose der Gastritis zu objektivieren durch Vornahme einer Saugbiopsie der Magenschleimhaut, einer fraktionierten Ausheberung, einer Röntgenuntersuchung mit Darstellung des Schleimhautreliefs und einer Gastroskopie. Keinesfalls reicht für die Diagnose allein die Tatsache aus, daß über Magenbeschwerden geklagt wird.

Nach neueren Untersuchungen (vor allem aus der Klinik von HENNING[14]) ist eine sichere Diagnose der Gastritis und ihre verschiedenen Formen (Oberflächengastritis, interstitielle Gastritis, atrophische Gastritis) nur mit Hilfe der Saugbiopsie zu stellen. Die Röntgenuntersuchung reicht dazu nicht aus. Verbreiterung der Schleimhautfalten, vermehrtes Sekret beweisen nur die Existenz eines „Reizmagens", nicht eine Gastritis. Bei der fraktionierten Ausheberung beweist nur der Nachweis einer histaminrefraktären Anazidität das Vorliegen einer atrophischen Gastritis. Bei der Gastroskopie ist eindeutig auch nur der Befund einer Schleimhautatrophie als Zeichen einer atrophischen Gastritis zu werten.

Eine Gastritis kann zustande kommen durch Zufuhr schädigender Stoffe von außen, auf dem hämatogenen Wege, aber auch durch die Inhalation von Stoffen, die die Magenschleimhaut angreifen (Auspuffgase, Öldämpfe, aromatische Nitro- und Aminoverbindungen, Benzin usw., Narkosegifte). Das letztere wird oft vergessen.

Die *akute* Gastritis wird kaum je der Gegenstand einer Begutachtung sein, da die überwiegende Mehrzahl aller Gastritiden folgenlos ausheilt. Eine gewisse Ausnahmestellung nehmen hier die Gastritiden ein, die durch Aufnahme ätzender Substanzen entstehen (Säure-, Laugenverätzungen), die oft unter Narben- und Stenosenbildung im Ösophagus und Magen ausheilen. Die Zusammenhangsfrage ist in diesen Fällen klar. Meist ist bei ihnen mehr der Ösophagus betroffen als der Magen. Die Spätstenosen im Ösophagus nach Verätzungen sind bekannt. Man muß sich übrigens dessen bewußt sein, daß dem Magen auch da eine erstaunliche Regenerationskraft innewohnt. So konnten wir z. B. vor 30 Jahren einen Kranken beobachten, der 3mal aus Suicidgründen Salzsäure getrunken hatte und bei dem sich im Anschluß an den letzten Versuch eine komplette Achylie des Magens entwickelt hatte. Aber im Verlauf von 3½ Monaten stellte sich auch hier die normale Magensekretion wieder her, und vor einigen Jahren teilte uns dieser ehemalige Patient mit, daß er seit nunmehr 30 Jahren beschwerdefrei von seiten seines Magens geblieben sei. Man darf bezweifeln, ob das der Fall gewesen wäre, wenn es sich um eine entschädigungspflichtige Verätzung gehandelt hätte.

Bei der Ätiologie der akuten Gastritis ist zu bedenken, daß neben den üblichen Ursachen akuter Gastritis durch eingeführte „verdorbene", zu heiße oder zu kalte Speisen, Genußmittel, Gifte, Arzneimittel es auch eine hämatogene Gastritis gibt und daß ein großer Teil der Infektionskrankheiten (wahrscheinlich alle) mit einer Begleitgastritis einhergeht. Hier spielt nicht nur eine direkte Schädigung der Magenschleimhaut eine Rolle, etwa durch die Bakterientoxine der Paratyphusgruppe, die schon in den infizierten Nahrungsmitteln vorgebildet sind, sondern die Allgemeinreaktion des Organismus auf den Infekt und auch die Reaktion der Magenschleimhaut auf Eiweißzerfallsgifte. Hierher gehören auch die Gastritiden nach Hautverbrennungen.

Eine Gastritis kann durch eine ganze Reihe von Schädigungen provoziert werden: durch alimentäre Faktoren, besonders auch durch Alkohol, durch Infekte und Infektionskrankheiten, und sehr häufig ist sie eine Zweitkrankheit als Folge anderer Krankheiten des Verdauungskanals, vor allem auch der Nachbarorgane des Magens, wie z. B. des Pankreas und insbesondere von Leber- und Gallenwegserkrankungen. Nach Untersuchungen mit der Schleimhautbiopsie besteht bei Cholelithiasis in 46% eine Gastritis, bei Cholecystitis in 57%, bei Cholecystektomierten bis 60%. Auch Störung der Durchblutung des Magens durch Herz- und Kreislauferkrankungen, Arteriosklerose, durch portale Hypertension bei Leberkrankheiten, auch Vitaminmangel (besonders Vitamin-A-Mangel) führt zur Gastritis.

Die akute Gastritis ist, wie gesagt, selten ein Anlaß zur Begutachtung, sie interessiert hauptsächlich als Ursache für eine daraus entstehende *chronische Gastritis.*

Warum eine Gastritis chronisch wird, ist auch heute noch ebenso eine ungelöste Frage wie die Frage nach dem Chronischwerden akuter Entzündungen anderer parenchymatöser Organe (denn auch der Magen ist ebenso ein parenchymatöses Organ wie etwa die Leber, das Pankreas, die Niere). Nur in einem Teil der Fälle liegt die Ursache klar, dann nämlich, wenn eine langdauernde Einwirkung schädigender Einflüsse vorhanden ist: wenn eine Leber- oder Gallenwegserkrankung, eine Kreislaufstörung bei Herzinsuffizienz oder portaler Hypertension, eine Infektionskrankheit, wie z. B. die Tuberkulose, über Monate und Jahre hinaus besteht, wenn eben nicht nur einmal, sondern jahrelang zu heiße oder zu kalte Speisen genossen werden, wenn ein dauernder Gebrauch von Arzneimitteln vorliegt, die erfahrungsgemäß eine Gastritis erzeugen, wie z. B. Luminal- und Salizylpräparate, oder wenn nicht nur eine einmalige Alkoholgastritis erzeugt wird, sondern ein dauernder übermäßiger Genuß von Alkohol besteht. Etwas derartiges mag z. B. auch eine Rolle spielen, wenn eine dauernde Schädigung durch gewerbliche Gifte vorliegt, auch durch solche, die inhaliert werden, wie z. B. Äther (Chirurgen), Benzin, Benzolverbindungen u. a., oder langdauernde Infektionen vorhanden sind, wie z. B. bei der Tuberkulose, Osteomyelitis oder andere langdauernde Eiterungen.

Die Angelegenheit wird aber problematisch dann, wenn nur eine einmalige Entzündung erworben wurde und diese dann, ohne daß Schädlichkeiten fortdauern, von sich aus oder sogar trotz ärztlicher Bemühungen in das chronische Stadium übergeht. Nur in einem Teil mögen hier konstitutionelle Gründe eine Rolle spielen, wie etwa bei Leuten, bei denen eine familiäre Neigung zu Magenkrankheiten vorhanden ist. In einem anderen Teil mag die Reaktionsbereitschaft des Organismus daran schuld sein in dem Sinne, daß der Körper nicht mit dem gewöhnlichen Entzündungsablauf reagiert, sondern hyperergisch; in einem Teil mag eine Sensibilisierung vorliegen durch den ersten Entzündungsvorgang und im weiteren Ablauf eine allergische Reaktion einsetzen, die durch die vermehrte Permeabilität der entzündeten Schleimhaut provoziert wird, und in einem Teil der Fälle muß man auch daran denken, daß bei der Entzündung und dem Zellzerfall Autozytolysine gebildet werden, die gegen die eigene Zellart weiterwirken.

Gerade aber am Magen muß man in Begutachtungsfragen daran denken, daß verbreitete Genußmittel wie der Alkohol, das Nikotin und der Kaffee, geeignet sind, den einmal entzündeten Magen immer wieder zu reizen, auch dann, wenn die erste Ursache der akuten Gastritis eine andere war. Der Mißbrauch dieser Genußmittel wird aber von dem zu Begutachtenden entweder bewußt verschwiegen, oder der Gutachter vergißt, danach zu fragen.

Die chronische Gastritis kann zu einer Frage der Begutachtung werden, wenn es sich um *gewerbliche Gifte* handelt, die hier im einzelnen gar nicht alle aufgezählt werden können. Erwähnt seien hier nur das Blei und das Quecksilber und die Nitro- und Aminoverbindungen des Benzols.

Gastritis und Wehrdienstbeschädigung

Am häufigsten wird wohl die chronische Gastritis bei der Frage der *Wehrdienstbeschädigung* eine Rolle spielen. Dazu wäre folgendes zu sagen:

Daß unter Friedensverhältnissen in dem Wehrdienst Faktoren vorlagen, die geeignet gewesen wären, eine chronische Gastritis zu erzeugen, kann nicht anerkannt werden. Das gleiche gilt für die Kriegszeit für den Dienst in der Heimat oder in einem besetzten Gebiet ohne Kriegshandlungen. Die Möglichkeit, sich unter diesen Verhältnissen eine chronische Gastritis durch Genußgifte, insbesondere Alkohol und Nikotin, zuzuziehen, war erheblich größer als die durch Schädigungen des Dienstes. Dagegen war — wie unsere Untersuchungen ergaben — die Gastritis eine außerordentlich häufige Krankheit des Frontsoldaten, bei der Luftwaffe des fliegenden Personals, insbesondere der Transportflieger; bei der Marine lagen wohl ähnliche Verhältnisse für die Vorpostenboote und Minenräumverbände vor. So war z. B. in Feldlazaretten die Gastritis 4–5mal so häufig als das Ulkus (KALK[2]). Besonders ungünstige Verhältnisse bestanden für die Frontsoldaten in Rußland im Winter und bei eingeschlossenen Truppenteilen. Ebenso ungünstig oder noch schlechter lagen die Verhältnisse in der Gefangenschaft, wobei nicht nur an die Gefangenschaft in Rußland zu denken ist. Für die Heimkehrer aus Rußland hat PASCHLAU darauf hingewiesen, daß bei 5,1% von ihnen eine chronische Gastritis nachweisbar war. Die Magenkrankheit des Frontsoldaten und des Gefangenen war die Gastritis und nicht das Ulkus. (Weiteres darüber s. S. 31 ff.) Die alimentäre Dystrophie sowohl mit als ohne Ödeme geht mit Gastritis mit Herabsetzung der Salzsäure- und Fermentsekretion einher, ebenso ein großer Teil der Vitaminmangelkrankheiten, insbesondere die Pellagra. Die überwiegende Mehrzahl dieser Gastritiden ist ohne Folgen abgeheilt. Immerhin wird man, wenn sich nach einem solchen Frontdienst oder nach Gefangenschaft eine Gastritis herleitet, die *mit Brückensymptomen* bis in die heutige Zeit als chronische Gastritis anhält, eine Wehrdienstbeschädigung anerkennen müssen und können (s. auch PASCHLAU[3]).

Eine besondere Rolle spielen bei Entstehung und dem Chronischwerden der Gastritis gewisse Infektionskrankheiten, die dem Wehrdienst und den Besonderheiten des Kriegsdienstes eigentümlich sind. In vorderster Linie steht da, schon vom Ersten Weltkrieg her bekannt, die Ruhr, und zwar wohl am ehesten die Bazillenruhr. Die Gastritis und nicht nur diese, sondern auch die Enteritis und Kolitis nach Ruhr neigen zum Chronischwerden. Die Mehrzahl dieser chronischen Gastritiden nach *Ruhr* geht mit einer Herabsetzung der Säure- und Fermentproduktion bis zur kompletten Achylie einher. In Einzelfällen sieht man danach aber auch gelegentlich superazide und supersekretorische Gastritiden. Übrigens haben wir den Eindruck, daß die chronische Gastritis mit Herabsetzung der Säurewerte bis zur Achylie in und nach dem Ersten Weltkrieg häufiger war als nach dem Zweiten Weltkrieg. Der Grund, warum im Zweiten Weltkrieg die chronische Gastro-Entero-Kolitis nach Ruhr soviel seltener war als im Ersten Weltkrieg, ist wahrscheinlich die rasche Ausheilung der Ruhr durch Sulfonamide.

Die Gastritis bei und nach *Typhus* und Paratyphus neigt zur Ausheilung und wird sehr selten chronisch. Die im Kriege so häufige Hepatitis epidemica und die Serumhepatitis gehen nicht nur im akuten Zustand mit einer akuten Gastritis einher, sondern führen beim Übergang ins chronische Stadium und Fortdauer der Leberschädigung zur chronischen Gastritis. Der Prototyp einer chronisch verlaufenden Infektionskrankheit mit Gastritis ist die Tuberkulose. Chronische Nierenerkrankungen (Feldnephritis und ihre Folgen) sind oft verbunden mit chronischer Gastritis.

Chronische Eiterungen nach Verwundungen führen schon allein durch die dauernden Vorgänge des Eiweißzerfalls zur chronischen Gastritis. In solchen Fällen muß man auch daran denken, daß langdauernder Gebrauch von Medikamenten, z. B. Sulfonamiden bei Verwundungen oder Salizylpräparaten bei chronischer Polyarthritis rheumatica, eine chronische Gastritis zur Folge haben kann.

Häufig wird geltend gemacht, daß ein durch Wehrdiensteinflüsse hervorgerufener Gebißdefekt eine Gastritis erzeugt und unterhalten habe. So sehr es ärztlich wünschenswert ist, daß beim Bestehen einer chronischen Gastritis das Gebiß saniert wird, so sehr möchte ich bezweifeln, daß Gebißdefekte *allein* eine chronische Gastritis erzeugen und unterhalten können. Häufig wird hier noch eine zweite Ursache hinzukommen, wie z. B. langdauernde Eiterungen bei Kieferschußverletzungen oder anderen Verwundungen.

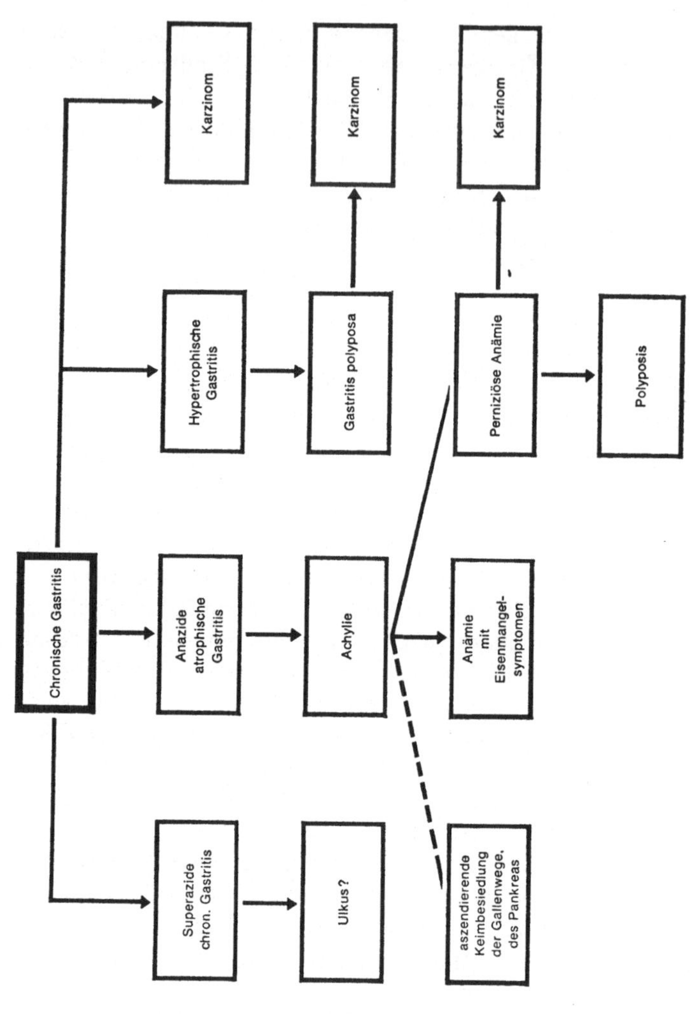

Abb. 1: Folgezustände der chronischen Gastritis

Folgezustände der Gastritis

Wenn man die chronische Gastritis *in besonders* gelagerten Fällen als entschädigungspflichtige Krankheit anerkennt, muß man auch ihre Folgezustände in der gleichen Weise behandeln. Wir haben der Kürze halber diese Folgezustände schematisch zusammengestellt (siehe Abb. 1 auf S. 18).

Es ist das besondere Verdienst KONJETZNYS[4], auf Grund genauer anatomischer Untersuchungen diese Folgezustände scharf herausgearbeitet zu haben.

Am bedeutungsvollsten ist wohl die Folgerung, daß sich das Karzinom auf dem Boden einer chronischen Gastritis entwickeln kann (wobei freilich noch nicht gesagt ist, daß *jedes* Magenkarzinom auf dem Boden einer chronischen Gastritis entsteht). In diesem Punkt stimmt die Theorie KONJETZNYS durchaus überein mit der Regenerationstheorie über die Krebsentstehung von FISCHER-WASELS[5], der nachwies, daß die Entwicklung des Karzinoms auf dem Boden einer immer wiederholten und häufig gestörten pathologischen Regeneration erfolgt. Für die Begutachtung ist dabei wichtig zu wissen, daß aber *Jahre* vergehen müssen, bis es zur Karzinomentstehung auf dem Boden der chronischen Gastritis kommt. USLAND[6] hat festgestellt, daß von den Kranken, die an einer Gastritis behandelt worden waren, 15% 5–12 Jahre später einen Magenkrebs bekamen. Wir selbst haben wiederholt Begutachtungsfälle erlebt, bei denen man anhand sorgfältig geführter Akten und immer wieder wiederholter Untersuchungen beobachten konnte, daß sich der Krebs auf dem Boden einer atrophisierenden Gastritis im Laufe von Jahren, ja Jahrzehnten (bis zu 20 Jahren) entwickelt hatte.

Es ist außerdem als erwiesen anzusehen, daß es auf dem Boden einer chronischen Gastritis zu einem Nebeneinander von Atrophie und Hypertrophie der Schleimhaut kommen kann und sich auf dem hypertrophischen Gewebe *Polypen* entwickeln, die ihrerseits wieder nach einiger Zeit zum Karzinom entarten können, einer der seltenen Fälle, in denen eine primär *multiple* Entstehung des malignen Tumors stattfindet.

Auf dem Boden der atrophisierenden chronischen Gastritis entwickelt sich oft eine Anazidität, die zunächst noch auf Histamin mit Säure- und Fermentproduktion anspricht, und schließlich zur völligen Schleimhautatrophie mit histaminrefraktärer Achylie führt.

Dabei kommt es zu all den klinischen Folgeerscheinungen der Achylie mit gastrogenen Diarrhöen, aszendierender Infektion der Gallen- und Pankreaswege, chronischer Enteritis, Dysbakterie des Magen-Darm-Kanals, die hier im einzelnen nicht zu schildern sind.

Die achylische Gastritis kann zu zwei Folgezuständen des Blutes führen, zur Anämie als Folge der gestörten Eisenresorption – im ganzen doch recht selten – und zur *perniziösen Anämie* als Folge des Mangels an intrinsic factor. Diese letztere Art der Entstehung der perniziösen Anämie – wozu sicher ein konstitutioneller Faktor unerläßlich ist – haben wir doch gerade an lange verfolgten Begutachtungsfällen gar nicht so selten gesehen, meist erst nach langen Jahren (10–18 Jahren).

Zwischen der perniziösen Anämie und dem Magenkarzinom einerseits und der Polyposis des Magens andererseits bestehen wiederum Beziehungen insofern, als beide Krankheiten gehäuft gemeinsam miteinander vorkommen (VELDE[7], HÄRING[8], KADE[9] u. a.).

Dabei ist es doch meist wohl so, daß die immer wiederholten Regenerationsvorgänge der Magenschleimhaut einerseits zur Achylie und zur Perniziosa, andererseits zur Karzinomentwicklung führen. Die Angaben der Literatur sind so, daß die Häufigkeit des Magenkrebses bei Perniziosa mit 2–20% angegeben wird (Einzelheiten bei KADE[9]). Nicht ganz so klar sind die Beziehungen zwischen Polyposis und Perniziosa. Gewiß könnte es auch hier so liegen, daß sich beide auf dem Boden der Umbauvorgänge nebeneinander entwickeln; es gibt auch Fälle, wo es anscheinend so ist, daß erst die perniziöse Anämie entsteht und dann die Polyposis, wobei daran zu denken ist, ob nicht zunächst aus kompensatorischen Gründen eine beet- oder herdartige Wucherung der Magenschleimhaut einsetzt (vgl. KADE[9], bei dem diese Verhältnisse eingehender erörtert werden). In der Literatur schwankt die Angabe über die Häufigkeit von Polypen bei Perniziosa etwa zwischen 5 und 25%.

Durchaus umstritten ist die Theorie KONJETZNYS, daß sich auf dem Boden einer chronischen Gastritis die Ulkuskrankheit des Magens entwickeln kann. Die Gastritis des Ulkusmagens unterscheidet sich nicht nur morphologisch (BÜCHNER[10]), sondern auch klinisch (KALK[11]) durchaus von der „banalen" Gastritis. Einzelheiten hier anzuführen, würde viel zu weit führen. Gerade auch die Erfahrungen des letzten Weltkrieges[2] sprechen durchaus gegen die KONJETZNYsche Auffassung. Da, wo die Gastritis außerordentlich häufig war, nämlich an der Front bei der kämpfenden Truppe und in russischer Gefangenschaft (PASCHLAU[3]), war das Ulkus ausgesprochen selten. Die Tatsache, daß mit neueren Untersuchungsmethoden (Saugbiopsie der Magenschleimhaut) eine Gastritis nur in 56% der Ulcera duodeni und in 82% der Ulcera ventriculi nachgewiesen werden konnte, spricht auch dafür, daß die Gastritis keine Vorkrankheit des Ulkus ist (DEMLING[12], HEINKEL und Mitarbeiter[13], HENNING und Mitarbeiter[14]). Jedenfalls sollte diese einfache und „billige" Argumentation: „Gastritis – Folge davon Ulkus", die man so häufig in Gutachten und naturgemäß gerade in chirurgischen Gutachten findet und die immer dann herangezogen wird, wenn es sich darum handelt, eine Begründung für die Entstehung eines Ulkusleidens bei einem Kriegsteilnehmer zu finden (welcher Kriegsteilnehmer hat nicht einmal eine Gastritis durchgemacht?), allmählich aus den Gutachten verschwinden.

Ein solcher Zusammenhang käme höchstens in Frage für eine recht seltene Verlaufsform der chronischen Gastritis, nämlich die, die lange Zeit mit einer Superazidität des Magensaftes einhergeht, während ja die banale Gastritis in ihrer chronischen Verlaufsform durchaus zur zunehmenden Atrophie der Schleimhaut tendiert. Es wäre möglich – mehr kann man nicht sagen –, daß es hier bei dieser Sonderform der chronischen Gastritis mit Superazidität im Laufe der Zeit zur Ulkuskrankheit kommen könnte bei entsprechender konstitutioneller Bereitschaft. So ist schon früher von POSSELT[15] Geschwürsbildung des Magens nach Ruhr beschrieben worden. Es fragt sich aber doch sehr, ob es sich nicht in solchen Fällen von Gastritis superacida mit Geschwürsbildung von vornherein um eine Ulkuskrankheit gehandelt hat. Etwas ganz anderes liegt vor bei der von NAUWERCK und später von KONJETZNY[4] beschriebenen Gastritis ulcerosa. Hier handelt es sich um solche Fälle, bei denen es zur *multiplen* Geschwürsbildung im Magen kommt; oft kann man in der schwer entzündeten Schleimhaut dieser Mägen alle Stadien der Ulkusbildung von der punktförmigen Blutung über die kleine Erosion bis zum Ulkus nebeneinander sehen. Bezeichnenderweise gehen diese Fälle mit Subazidität, am häufigsten mit Anazidität des Magens einher. Solche Fälle von Gastritis ulcerosa sind aber doch sehr selten. Sie sind eine Sonderverlaufsform der Gastritis und haben mit der echten Ulkuskrankheit nichts zu tun.

Eine eingehende Erörterung dieser Zusammenhänge schien uns wichtig, weil ihre Kenntnis für die Beurteilung von Zusammenhangsfragen in Begutachtungsfällen notwendig ist. Praktisch am häufigsten tauchen diese Fragen in der Begutachtung auf bei Menschen, die im Kriege eine *Ruhr* durchgemacht haben. Gerade diese immer wieder in Schüben verlaufende Infektionskrankheit ist es hauptsächlich, die die chronische Gastritis und all ihre Folgezustände hervorruft, und darauf wurde nach den Erfahrungen des ersten Weltkrieges auf der Tagung der beratenden Internisten der deutschen Wehrmacht schon aufmerksam gemacht, nachdem die große Ruhrepidemie am Ende des Polenfeldzuges 1939 hereingebrochen war. Merkwürdigerweise fehlen ähnliche Erfahrungen bei anderen Infektionskrankheiten, die auch gelegentlich zu Gastritis und Achylie führen, so bei Typhus und Paratyphus. Die Gastritis bei gewerblichen Vergiftungen, z. B. nach Bleivergiftung, führt auch manchmal zur Achylie, doch haben wir ähnliche Folgezustände, wie Perniziosa, Karzinom, nie danach gesehen.

Für die Beurteilung einer Gastritis und ihrer Nachkrankheiten als Wehrdienstbeschädigungsfolge ist wichtig der Nachweis, daß wirklich Brückensymptome mit ernsthaften Beschwerden bis zum jetzigen zu beurteilenden Zustand bestehen. Ist die erste im Krieg entstandene Gastritis ausreichend behandelt worden und hat danach ein beschwerdefreies Intervall von 1—2 Jahren bestanden, so können später wieder auftretende Beschwerden nicht mehr dem Wehrdienst zur Last gelegt werden; darauf weist auch SCHÖNEBERG[16] hin. Die Verhältnisse liegen dann ähnlich wie beim Ulkus. Diesen Standpunkt muß man schon deshalb einnehmen, weil ja für das Chronischwerden der Gastritis konstitutionelle Momente eine wesentliche Rolle spielen und obendrein der häufige Mißbrauch von Genußmitteln, wie Alkohol, Nikotin, Kaffee, geeignet ist, eine einmal unter Krankenhaus- bzw. Lazarettbehandlung ausgeheilte Gastritis wieder zu aktivieren oder neu zu erzeugen.

Es ist außerordentlich schwer, einen Anhaltspunkt zu geben, wie hoch man die Erwerbsbeschränkung durch eine chronische Gastritis einschätzen soll, da die Verhältnisse im Einzelfall ganz verschieden liegen. Sieht man von den schweren Folgekrankheiten, wie Karzinom, perniziöse Anämie, ab, so wird die Erwerbsminderung durch eine chronische Gastritis meist zwischen 10 und höchstens 20% liegen.

Ulcus ventriculi und duodeni

Sehr schwierig liegen die Verhältnisse der *Begutachtung beim Ulcus ventriculi und duodeni.*

Das Ulkus stellt *ätiologisch keine Einheit* dar, eine Auffassung, die wir[11] 1931 zum erstenmal eindeutig ausgesprochen haben und die seitdem offenbar von einem großen Teil der Autoren als nahezu selbstverständlich angenommen wird. Das akute Ulkus ist etwas grundsätzlich anderes als die Ulkuskrankheit, worunter wir nicht nur das Chronischwerden eines Ulkus, sondern auch sein immer wieder neues Auftreten in bestimmten Perioden verstehen.

Es ist sinnlos, immer wieder nach der Ursache der Ulkuskrankheit zu fragen. Es gibt zahlreiche Ursachen, weshalb ein Ulkus entsteht. Der Grundvorgang der Ulkusentstehung ist der, daß hier eine hochkonzentrierte Mineralsäure von Zellen der Magenschleimhaut produziert wird, die immer wieder gemeinsam mit den Fermenten Pepsin und Kathepsin bereit ist, eine in ihrer Vitalität und Widerstandskraft geschädigte Schleimhaut anzugreifen. Daß das normalerweise nicht geschieht, dagegen hat der Organismus ein ganz bestimmtes Sicherheitssystem aufgebaut. Es besteht z. B. darin, daß wirksamer Magensaft nur dann produziert wird, wenn Speisen eingeführt werden, die Säure und Fermente binden, es besteht darin, daß die Magenschleimhaut gut durchblutet sein muß, um die nötigen alkalischen Valenzen zur Absättigung heranzuführen (das geschieht schon dadurch, daß während der gesteigerten Sekretion und des Verdauungsvorganges eine Hyperämie der Schleimhaut entsteht), und es beruht darauf, daß Magensekretion und -motilität normalerweise auf das genaueste aufeinander abgestimmt sind, u. a. auch in dem Sinne, daß wirksamer Saft dann weiter zur Alkalisierung in das Duodenum abgeschoben wird, wenn keine Speisen mehr vorhanden sind, die Säure und Fermente absättigen. Schließlich kommt als weiterer Regulationsmechanismus hinzu, daß, wenn zu hohe Säurewerte (Fermente sind in solchen Fällen immer vorhanden) im Magen vorliegen, einerseits eine Verdünnungssekretion der Magenschleimhaut einsetzt und andererseits ein Rückfluß alkalischen oder zumindest neutralen Duodenalsaftes. Es gibt sicher noch mehrere derartige Sicherheitsmechanismen, die wir noch nicht kennen. Immer dann, wenn einer dieser Sicherheitsfaktoren nachhaltig gestört ist, muß es zur Entstehung eines Ulkus kommen, solange Salzsäure und Fermente in wirksamer Form vorhanden sind. Die Einheitlichkeit der Ätiologie wird vorgetäuscht lediglich durch die Einheitlichkeit der Reaktion, bedingt dadurch, daß ein körpereigenes Gewebe durch eine hochprozentige mineralische Säure und im Verein damit wirkende eiweißverdauende Fermente (Pepsin und Kathepsin) angedaut wird. „In dem Augenblick, in dem ein Stück aus diesem komplizierten System der Sicherungen herausgebrochen wird, sei es durch Versagen der humoralen oder neuralen Steuerung, sei es durch Störung der Durchblutung, Schädigung der Vitalität des Gewebes durch toxische und entzündliche Vorgänge, durch irgendeine Schädigung des Gesamtorganismus und andere Vorgänge, ist die Katastrophe in Form der Anätzung und Andauung da: vielerlei Ursachen, aber ein und dieselbe pathologische Reaktion“ (KALK[17]). Diese Anschauung setzt die Existenz der Säuresekretion und Fermentproduktion voraus; das steht im Einklang mit der klinischen Erfahrung, damit, daß das echte Ulkus nur da im Magendarmkanal vorkommt, wo wirksamer Magensaft hingelangen kann, also nicht nur im Magen, sondern auch im unteren Teil des Ösophagus, im Duodenum, im Jejunum nach operativen Eingriffen und im Meckelschen Divertikel, wenn es Magenschleimhaut enthält (BÜCHNER[10]). Es ist keineswegs dazu notwendig, daß ein überwertiger Magensaft vorhanden ist, wie BÜCHNER zeitweise gemeint hat. Normaler Magensaft, ja sogar subazider Magensaft reicht auch bei entsprechender Schädigung der Vitalität des Gewebes aus, letzteres ist begreiflich auch deshalb, weil die Untersuchungen der letzten Jahre gezeigt haben, daß das zweite proteolytische Ferment des Magens, das Kathepsin, auch bei niederen Werten der H-Ionenkonzentration (pH 3,5) wirksam ist.

Da die Koordination dieser Steuerungs- und Sicherungsvorgänge, abgesehen von humoralen Einflüssen (Steuerung der Sekretion von der Antrumpartie aus), im wesentlichen durch *neurale* Einwirkung erfolgt, die gewissermaßen das übergeordnete Prinzip darstellt, ist es verständlich, daß Störungen des Nervensystems es in erster, aber nicht einziger Linie sind, die der Entstehung des Ulkus Vorschub leisten. So ist die Theorie der sogenannten neurogenen Entstehung des Ulkus (VON BERGMANN), die zur Zeit der Entdeckung der Physiologie und pathologischen Physiologie des vegetativen Nervensystems eine Tat war, heute eine Banalität. Die Theorie, die seit ihrer Aufstellung so viel Wandlungen erfahren hat, wie neue Tatsachen bekannt wurden, wird bei der besonderen Bedeutung des Nervensystems für die Steuerung physiologischer Vorgänge immer stimmen. Und da das vegetative Nervensystem den Einflüssen des zerebralen und spinalen Nervensystems zugänglich ist, ja das ganze Nervensystem eine Einheit ist, wird auch verständlich, weshalb es auch unter dem Einfluß seelischer Vorgänge zu einer Ulkusentstehung kommen kann. Wir halten es aber für falsch, nun jedes Ulkus und jede Ulkuskrankheit auf psychogene Einflüsse zurückzuführen, wie es GLATZEL[18] getan hat, dem auch HELD[19] entgegengetreten ist. Nicht jedes Ulkus entsteht aus einer psychischen Zwangssituation heraus. Übrigens kann man auch bei Tieren, die man in eine Zwangssituation bringt, Ulzera erzeugen, wie LAMBLING und BONFILS[20] in ihren Versuchen an Ratten gezeigt haben. Über das Stressulkus siehe S. 27.

Das alles trifft aber zunächst nur die Entstehung des akuten Ulkus. Das Problem des Ulkus und demgemäß seiner Begutachtung beginnt erst da, wo aus dem akuten Ulkus ein chronisches Ulkus wird und darüber hinaus die Ulkuskrankheit. Gewiß kann es durch Fortdauer der oben angeführten schädlichen Einflüsse zu einem Chronischwerden des Ulkus kommen. Das reicht aber noch nicht aus. Hier liegt offenbar der überragende *Einfluß der Konstitution,* der Ulkusbereitschaft des Organismus. Nur sie erklärt, warum es nach Abheilung oder operativer Ausrottung eines Ulkus (Ulkusexzision) immer wieder in bestimmten Perioden zur Neuentstehung einer oder mehrerer Ulzera kommt.

Der überragende *Einfluß der Konstitution,* im Genotypus begründet, ist sichergestellt (vgl. das entsprechende Kapitel bei KATSCH und PICKERT[21]); es gibt nicht nur zahlreiche Beispiele von Ulkus bei eineiigen Zwillingen (vgl. z. B. v. VERSCHUER[22], IVY und FLOOD[23], ROBINSON[24]), sondern auch durchuntersuchte Familien (von denen auch wir[2] einen Stammbaum veröffentlicht haben) mit einer Erblichkeit des Ulkus, die die Vermutung einer Art dominanten Erbganges mit Bevorzugung des männlichen Geschlechtes nahelegen (vgl. v. VERSCHUER[22]). Die Erblichkeit geht so weit, daß sich nicht nur die Ulkuskrankheit selbst, sondern auch die Neigung zu bestimmten Komplikationen (große

Blutung, Perforation) vererbt (KALK[25]). Kein Kliniker, der viel mit Ulkuskranken zu tun hat, wird sich diesem Eindruck entziehen können, daß *Erblichkeit und besondere Konstitution das Schicksal* des Ulkuskranken bestimmen. Daneben kann man aber sich auch nicht der Einsicht verschließen, *daß neben jenen endogenen Faktoren auch exogene Momente bei Entstehung und Chronischwerden des Ulkus eine Rolle spielen.* Besonders eindrucksvoll haben das die Wandlungen gezeigt, die das Krankheitsbild des Ulkus im Verlauf des Zweiten Weltkrieges und seiner Folgezeit erfahren hat und von dem unten noch die Rede sein soll.

Den Einfluß hormonaler Faktoren auf die Ulkusentstehung zeigen das Ulkus beim Zollinger-Ellison-Syndrom und das Ulkus bei Hyperparathyreoidismus (ZOLLINGER[26]). In der amerikanischen Literatur hat man in den letzten Jahren auch die Bedeutung bestimmter Medikamente für die Ulkusentstehung betont: Salizylsäure und ihre Derivate (z. B. Aspirin), Butazolidin, Atophan u. a. – Eine gute Übersicht über die neuere ausländische Literatur gibt DEMLING[27].

Für die *Begutachtung* ist streng zu trennen zwischen dem akuten Ulkus und der Ulkuskrankheit.

Das Verständnis für die Entstehung akuter Ulzera ist gefördert worden durch die Untersuchungen von SELYE[28] und anderer amerikanischer Autoren (z. B. S. GRAY und Mitarbeiter[29]) über die Stresswirkung am Magen. Es zeigte sich, daß unter dem Einfluß einer schweren körperlichen oder seelischen Stresswirkung am Magen Ulzera mit Blutungen und Perforationen entstehen. Der Weg geht dabei wahrscheinlich über den Hypothalamus, dann sicher über den Hypophysenvorderlappen mit Ausschüttung von ACTH, über die Nebennierenrinde mit Ausschüttung von Cortisonen, die ihrerseits wieder zu einer vermehrten Produktion von Salzsäure und Pepsin führen. (Dementsprechend kann auch die therapeutische länger dauernde Verwendung von ACTH und Corticosteroiden am Magen eine akute Ulkusbildung zur Folge haben.)

Wenn man sich klarmacht, was alles als Stress wirken kann, wie z. B. nervöse Erregungen schwerer Art, körperliche Überanstrengung, extreme Temperaturwechsel, Infektionen, Verbrennungen, Sauerstoffmangel, Schock u. a., so begreift man, daß es durch all diese Ereignisse zur Ulkusentstehung kommen kann.

Das akute Ulkus ist von der Ulkuskrankheit völlig verschieden. Es entsteht plötzlich, man hat bei ihm den Eindruck, daß an seiner Entstehung auch Kreislaufstörungen beteiligt sind nach Art eines Infarktes – HAUSER[30] und V. HOFFMANN[31] haben ja Beispiele dafür gebracht – (auch das sogenannte Altersulkus, wie es SPANG[31a] bezeichnet hat, gehört wohl in die Kategorie der auf dem Boden der Kreislaufstörung akut entstehenden Ulzera). Es setzt plötzlich ein – oft wie ein Blitz aus heiterem Himmel –, ohne entsprechende Vorgeschichte, und führt häufig sofort zur großen Blutung oder innerhalb von Stunden zur Perforation, und wenn es das nicht tut, so heilt es meist innerhalb weniger Tage und Wochen wieder ab.

Hierher gehören auch die Ulzera, die nach einem „Stress", nach einer Kopfverletzung, nach großen Hautverbrennungen und Erfrierungen oder nach einem stumpfen Trauma des Bauches entstehen. Die letzteren entstehen nicht infolge einer Zerreißung der Magenwand (das kommt vor, führt aber nicht zu einem Ulkus – vgl. das Kapitel von A. W. FISCHER), sondern auf dem Boden der schweren Kreislaufstörung im Gefolge des Traumas, die sich in der Magenwand entwickelt (hier ist der Platz für die Theorien von VIRCHOW, RICKER, KALBFLEISCH, HAUSER und SPERANSKY). Das gleiche muß man für die akuten Ulzera in Anspruch nehmen, die nach Kopftraumen entstehen (CUSHING, VEIL und STURM[32], KALK[2], KALK und BRÜHL[33], SACK[34], BODECHTEL[35], GAGEL[36], WEDLER[37], STAEMMLER[38]). Aber alle Autoren bis auf VEIL und STURM sind sich darüber einig, daß das Ereignis einer Entstehung eines akuten Ulkus bei Hirntrauma sehr selten ist und daß diese Ulzera rasch abheilen, wenn sie nicht zur Perforation führen (vgl. den von uns gastroskopisch und röntgenologisch verfolgten Fall[33]).

Die sehr seltenen Fälle von Ulkusentstehung nach stumpfem Bauchtrauma können nur dann als Traumafolge, und zwar nur als *akute* Ulzera, anerkannt werden, wenn die Symptome Schmerzen, Blutung, Perforation *unmittelbar* nach dem Trauma einsetzen. Es kann sich stets nur um Einzelfälle handeln.

Zu den Stressulzera gehören auch jene akut entstandenen Ulzera während der Kriegszeit nach schweren Bombenangriffen, vor allem in der Nacht, wie sie von H. H. Berg, Kalk, Lohmann, V. Hoffmann, in England von Spicer, Stewart und Winser[39] berichtet wurden, sicher entstanden durch das Überspringen der ungeheuren psychischen Erregung auf das vegetative Nervensystem.

Wir selbst haben in einem Fall den ätiologischen Zusammenhang zwischen einem Autounfall und einer 9 Tage später auftretenden großen Ulkusblutung anerkannt, weil hier die Bedingungen eines Stressulkus gegeben waren. (H. Kalk und M. L. Knüppel[40]).

Man muß aber daran festhalten, daß es sich bei diesen Stressulzera doch stets um *akute Ulzera* handelt und daß dadurch noch keine chronische Ulkuskrankheit entsteht.

Wohl aber kann einmal im Rahmen einer chronischen Ulkuskrankheit ein Stressulkus entstehen, das danach eine neue Schmerzperiode der Ulkuskrankheit auslöst.

Daß diese Fälle in das chronische Ulkusleiden hinüberführen, kommt so gut wie nie vor (vgl. Betz[40a]). Man kann in Einzelfällen auch dieses nur als Unfall- bzw. Wehrdienstbeschädigungsfolge anerkennen, wenn von dem Hirntrauma ein dauernder Reizzustand des Nervensystems zurückbleibt, wenn also z. B. infolge der Hirnverletzung eine traumatische Epilepsie restiert. Daß nach Verletzungen des Gehirns immer oder häufig ein Reizzustand des Nervensystems zurückbleibt, haben Veil und Sturm[32] behauptet, das ist aber durch nichts erwiesen (Bodechtel[35], Wedler[37],

Gagel[36] u. a.). Ulzera, die erst jahrelang ohne Brückensymptome nach einem solchen Trauma entstehen und zum chronischen Ulkusleiden führen, auf eine frühere Hirnverletzung zurückzuführen, ist durch nichts gerechtfertigt, es sei denn, daß der Reizzustand des Nervensystems durch eine traumatische Epilepsie belegt ist.

Es gibt „neurogene" Ulzera nach einem Trauma, die entstehen, wenn durch Verletzung der Medulla spinalis eines der Segmente getroffen ist, die den Magen versorgen – also etwa das 5.–10. Thorakalsegment – oder die entsprechenden vegetativen Fasern (Kompression des Markes durch Wirbelfraktur, Hämatomyelie), vergleichbar den Ulzera, wie sie etwa bei Syringomyelie sich bilden, wenn die Erkrankung diese Segmente befällt. Hier ist wohl auch ein Übergang vom akuten in das chronische Ulkus möglich, wenn der Reizzustand der entsprechenden Segmente infolge einer dauernden Kompression durch die verschobenen Wirbel oder Kallusbildung anhält. Diese Art der Ulkusbildung wird aber stets eine große Seltenheit sein.

Im allgemeinen führt keine Brücke von dem akuten traumatisch entstandenen Ulkus hinüber zum chronischen Ulkus und zur Ulkuskrankheit. Es ist erstaunlich, wie rasch traumatische Schleimhautdefekte, wie sie z. B. bei der Magenausheberung, bei der Gastroskopie mit dem starren Instrument oder gar bei Operationen am Magen gesetzt werden, ausheilen. Wäre das nicht der Fall, so müßte man nach jeder Magenoperation die Entstehung eines neuen Ulkus erwarten.

Daß ein *Ulkus chronisch wird*, dazu gehört eben die zum Ulkusleiden gehörende besondere Konstitution. Konstitution, die ich einmal als die „Reaktionsart und -bereitschaft des Individuums, die seine Leistungsfähigkeit bedingt" bezeichnet habe, ist eine Legierung aus Genotypus und erworbener Umstimmung des Organismus. So kommt es, daß auch äußere Umstände ein so eminent konstitutionell bedingtes Leiden wie die Ulkuskrankheit beeinflussen können. Am deutlichsten haben das die Verhältnisse des zweiten Weltkrieges gezeigt.

Ulkus und Wehrdienstbeschädigung

Am häufigsten wird an uns die Frage gestellt, inwieweit ein vorhandenes Ulkus – es handelt sich dabei nahezu immer um die Ulkuskrankheit – auf Kriegsdiensteinflüsse zurückzuführen ist.

Dazu muß man wissen, wie die Verhältnisse des Ulkus in dieser besonderen Zeit lagen. Folgendes ist bemerkenswert:

1. Bei der Zivilbevölkerung war schon in der Zeit vor dem Krieg ein ständiges Anwachsen der Ulkuskrankheit feststellbar, das sich während des Krieges verstärkt fortsetzte (vgl. die Statistiken von KALK[2] und REICHERT[41]). Im Jahre 1943 betrug die Zunahme der Ulzera mindestens das Doppelte gegenüber der Vorkriegszeit. Die Zunahme betraf zunächst nur das männliche Geschlecht, aber von 1942 ab parallel dem Maße des totalen Kriegseinsatzes der Frauen auch das weibliche Geschlecht.
2. In der Kriegs- und Nachkriegszeit nahm das Ulcus ventriculi viel stärker zu als das Ulcus duodeni, so daß das ursprüngliche Verhältnis 1:4 sich verschob zunächst auf 1:1, später in hungernden Großstädten sogar auf 3:1 (KALK[2]), Das gleiche wurde in anderen Ländern beobachtet, die plötzlich in einen Hungerzustand gerieten, wie z. B. Frankreich im Winter 1940/41 (VITTOT[42]). Diese Zunahme des Ulcus ventriculi ging durchaus parallel dem Maß des Hungerzustandes. Sie war am stärksten in den Großstädten und blieb aus in ländlichen Gegenden mit Selbstversorgung. Gleichzeitig traten einige Besonderheiten im Bild des Ulcus ventriculi auf (KALK[43, 44]), die dazu Veranlassung gaben, von einem Kriegsulkus zu sprechen, Besonderheiten wie z. B. auffallende Größe des Ulkus, vermehrte Neigung zu Blutungen, verstärkte Beeinträchtigung des Allgemeinzustandes, schlechte Heilungstendenz. Diese Häufung der Ulzera und

des Ulcus ventriculi hörte in dem Maße auf, in dem die Ernährung sich besserte (HENNING und STADLER[45]), zuerst in den Westzonen Deutschlands, während sie in dem hungernden Berlin und in der Ostzone noch lange bestehen blieb (KALK[17], MONCKE[46]). Im gleichen Maße stellte sich das ursprüngliche Verhältnis Ulcus ventriculi : Ulcus duodeni = 1:3 oder 1:4 wieder her.

Entsprechende Beobachtungen über Häufung der Ulzera in Hungerzeiten sind auch schon von früher her bekannt, z. B. durch HAMPERL[47] aus der Hungersnot in Rußland 1927.

3. Bemerkenswerterweise fehlte eine echte Zunahme des Ulkus bei der Wehrmacht mit ihrer guten Ernährung in der Heimat vollständig, es fehlte völlig das sogenannte Kriegsulkus und die Verschiebung des Verhältnisses zwischen Ulcus ventriculi und Ulcus duodeni. Die Wehrmacht war der einzige Bevölkerungsteil, bei dem das alte Verhältnis Ulcus ventriculi : Ulcus duodeni völlig erhalten blieb wie in Friedenszeiten.

4. Die Zunahme des Ulkus bei der Wehrmacht in der Heimat, die zu beobachten war, war lediglich dadurch bedingt, daß schon früher bestehende Ulzera während des Wehrdienstes gehäuft rezidivierten. Das gleiche wird auch von der Wehrmacht anderer Länder (England, Amerika, Autoren bei KALK[2]) berichtet, auch von solchen Ländern, die am Kriege nicht beteiligt waren, wie z. B. in der Schweiz (HAEMMERLI[48], MARKOFF[49], MICHAUD[50]). Das gleiche gilt für die Häufigkeit des Ulkus in den rückwärtigen Gebieten ohne Kampfhandlungen (Zahlen bei KALK[2]). Die Tatsache, daß die Magenkrankheiten und dabei fast nur das Ulkus an der Spitze aller Krankheiten standen, die wegen Dienstunfähigkeit zur Entlassung führten, erklärt sich nur aus der großen Zahl der Rezidive alter Ulzera während des Wehrdienstes, nicht aus einer echten Zunahme der Ulkuskrankheit.

5. Die Rezidive der Ulkuskrankheit bei der Wehrmacht traten vorwiegend bei solchen Leuten auf, die sich mit den Besonderheiten des militärischen Dienstes nicht abfinden konnten oder wollten. (Entsprechende Erfahrungen wurden auch in anderen Ländern gemacht, z. B. Amerika [SAVITT[51]].)

Ulkuskranke, die „begeisterte Soldaten" waren, verloren ihre Beschwerden, vor allem in den Zeiten von siegreichen Kämpfen und Vormärschen.

6. An der Front waren die Ulzera auffallend selten im Gegensatz zur Gastritis. (Das Verhältnis beider betrug in den Feldlazaretten der Luftwaffenfelddivisionen 1:4, s. bei KALK[2]). Es ist niemals mit Sicherheit nachweisbar gewesen, daß im Frontdienst gehäuft Ulzera entstanden wären (KALK[2], WESTPHAL[52], WILEN und POOLE[53]). Bei einer in Rußland im Frontdienst eingesetzten Flakdivision der Luftwaffe, die von uns in dieser Beziehung genau überwacht wurde, betrug die Häufigkeit des Ulkus 0,28% des Gesamtbestandes im Jahre 1942. Im gleichen Jahr war die Häufigkeit des Ulkus bei der arbeitenden Bevölkerung Berlins nach Ausweis der Allgemeinen Ortskrankenkasse 3,74%, also mehr als das Zehnfache.
7. In russischer Gefangenschaft waren Ulzera auffallend selten (BURGMANN[54], ZSCHAU[55], PASCHLAU[3]). Ulkusbeschwerden hörten auf – ebenso wie Angina pectoris-Beschwerden –, sobald die Leute in russische Gefangenschaft gerieten. In englischer und amerikanischer Gefangenschaft war das nicht der Fall. PASCHLAU hat 2000 Heimkehrer aus russischer Gefangenschaft untersucht und fand bei ihnen in 0,95% ein Ulkus; davon waren 0,6% erstmalig in der Gefangenschaft aufgetreten. Als Vergleich sei erwähnt, daß 1937 – also vor dem Kriege – bei deutschen Krankenkassenmitgliedern in 0,83% ein Ulkus bestand (REICHERT[41]). Ulkus beim Heimkehrer war also nicht häufiger als bei der deutschen Zivilbevölkerung vor dem Kriege. Dagegen war die Gastritis bei den Heimkehrern häufig (5%).

Sehr interessant sind die Beobachtungen BURGMANNS in russischer Gefangenschaft an einem sehr großen Material. In dem Maße, in dem die „Sturheit" des Gefangenen zunahm, verschwanden die Ulkusbeschwerden für dauernd, frühestens nach 4 Wochen, spätestens nach 1/2 Jahr, und zwar obwohl unter den Gefangenen zahlreiche alte Ulkusträger (z. B. aus Magenbataillonen) und früher schon Magenoperierte waren und Dystrophie und schwerste Avitaminosen (besonders A und C, aber auch B) bestanden. Von 300 sicheren früher Ulkuskranken waren nach

1½ Jahren 75% beschwerdefrei, 20% hatten noch unklare Beschwerden im Sinne einer Gastritis, 5% machten keine verwertbaren Angaben. Von 40 Magenoperierten waren alle frei von Beschwerden. Unter vielen Tausenden von befragten Gefangenen kam nur 1 große Magenblutung vor, und von lediglich 1 Perforation in einem Lager wird berichtet. BURGMANN hat damals vorausgesagt, daß bei zahlreichen Ulkuskranken, die in der Gefangenschaft beschwerdefrei waren, nach Entlassung und Rückkehr in das bürgerliche Leben sich das Ulkus wieder einstellen würde. Das ist inzwischen bei von ihm Weiterverfolgten geschehen und wir haben die gleiche Beobachtung gemacht.

Die Gastritis war häufig, besonders im Gefolge der Ruhr. Die Beschwerden bei chronischer Ruhr schwanden im Gegensatz zu den Ulkusbeschwerden (und den Angina pectoris-Beschwerden) nicht.

Diese Beobachtungen scheinen im Widerspruch zu stehen mit den oben angeführten Tatsachen, daß Ulzera, besonders Ulcera ventriculi, gehäuft im Hungerzustand auftreten. Der Widerspruch ist nur scheinbar. Die Häufung des Ulkus tritt nur auf, wenn eine vorher ausreichend ernährte Bevölkerung plötzlich in den Hungerzustand gerät. Dauert der Hungerzustand an und gerät der Körper in den Zustand der Dystrophie, so geht die Ulkushäufigkeit zurück, da dabei die Salzsäure- und Fermentproduktion des Magens darniederliegen (BANSI[56]).

Das plötzliche Aufhören der Ulkusbeschwerden in russischer Gefangenschaft im Gegensatz zur englischen und amerikanischen Gefangenschaft (in der anfangs ebenfalls schwere Hungerzustände mit Dystrophie bestanden) wirft ein kennzeichnendes Licht auf den Einfluß seelischer Vorgänge: in russischer Gefangenschaft mit all ihrer Hoffnungslosigkeit hatte man anfangs keine Aussicht, sein Los durch das Vorhandensein eines Magenleidens zu bessern, wohl aber in englischer und amerikanischer Gefangenschaft.

Wir wollen hier nicht darauf eingehen, was sich aus diesen Beobachtungen für unsere Kenntnis von der Ulkusgenese ergibt, wollen auch keinen Erklärungsversuch machen, worauf die Zunahme des Ulkusleidens bei der Zivilbevölkerung beruht, sondern nur die *praktischen Folgerungen für die Begutachtung von Ulkuskranken ziehen:*

Der Wehrmachtsdienst in der Heimat und in den rückwärtigen Gebieten kann nicht als Ursache für die Entstehung eines Ulkus angenommen und als Wehrdienstbeschädigung anerkannt werden. Auch Fronteinsatz und Gefangenschaft begünstigen im allgemeinen nicht die Entstehung eines Ulkus und sein Chronischwerden.

Wir haben in einer früheren ausführlichen Arbeit auf Grund unserer Nachforschungen in den Lazaretten ausgeführt, daß bei 65–70% aller Ulkuskranken die Anfänge des Leidens in der Vorkriegszeit lagen. (Zu ähnlichen Ergebnissen sind in der Schweiz Haemmerli[48] und Markoff[49] gekommen mit 84%, in Deutschland Kaufmann[57] 80%.) Von denjenigen Kranken, bei denen das Ulkus während des Krieges zum erstenmal in Erscheinung trat, hatten nahezu 70% von Hause aus eine hereditäre Belastung für die Ulkuskrankheit. Da diese Kranken fast durchweg in dem jugendlichen Alter (20–30 Jahre) waren, in dem auch sonst bei hereditärer Belastung die Ulkuskrankheit manifest zu werden pflegt, kann man mit Fug und Recht annehmen, daß der weitaus überwiegende Teil dieser Kranken auch ohne Kriegsdienst in diesem Alter *ihr* Geschwür bekommen hätte. *Bei rund 85–90% aller Ulkuskranken der Wehrmacht kann nach unseren damaligen Beobachtungen, die an sämtlichen Lazaretten der Luftwaffe an einem großen, aus allen Wehrmachtsteilen bestehenden Krankengut gewonnen waren, kein Einfluß des Kriegsdienstes auf die Entstehung des Ulkusleidens vorliegen.*

Die Tatsache, daß ein Ulkus während des Wehrmachtsdienstes entstanden ist, also ein zeitlicher Zusammenhang besteht, reicht für die Anerkennung als Wehrdienstbeschädigtenleiden *nicht* aus: Bei der großen Häufigkeit des Ulkus überhaupt und den vorstehend angeführten Zahlen liegt mit großer Wahrscheinlichkeit ein zufälliges Zusammentreffen vor, vor allem, wenn der Ulkuskranke in einem entsprechenden Lebensalter steht. Das Ulcus duodeni entsteht auch ohne Wehrdienst und besondere Belastungen meist im 3., das Ulkus ventriculi meist im 4. Lebensjahrzehnt. Bei jugendlichen Ulkuskranken unter 20 Jahren liegt in der überwiegenden Zahl der Fälle eine besondere familiäre Belastung vor (KALK[58]).

Häufig ist auch der zeitliche Zusammenhang trügerisch. Man hört oft von Kranken, bei denen in der Nachkriegszeit das Vorliegen eines Ulkus feststeht, daß Magenbeschwerden bereits im Kriege vorhanden gewesen seien und das jetzige Ulkus die Fortsetzung dieser Magenbeschwerden darstelle. Abgesehen davon, daß nirgends so viel bewußt gelogen wird wie bei solchen Angaben, liegen die Verhältnisse oft so, daß im Kriege eine Gastritis mit Magenbeschwerden vorlag (die ja, wie gesagt, außerordentlich häufig war) und daß ganz unabhängig davon nach dem Kriege nach Rückkehr in das Zivilleben erst ein Ulkus entstand, nunmehr mit typischen Beschwerden. Ist der zu Untersuchende exakt in seinen Angaben, so gelingt es einem erfahrenen Untersucher durchaus, die verschiedenen Beschwerdetypen beider Krankheiten herauszuarbeiten und zu erkennen.

Überhaupt ist bei der Erforschung der Zusammenhänge eine eingehende Erhebung der Vorgeschichte und Analyse der Beschwerden von besonderer Bedeutung; Ulkuskranke, die angeben, ununterbrochen seit dem ersten Auftreten ihres Leidens im Kriege Beschwerden gehabt zu haben, sagen bewußt die Unwahrheit, denn es gibt kein Ulkus, das über Jahre hinaus ununterbrochen Beschwerden verursacht, der Verlauf in Perioden ist typisch.

Es ist eine außerordentliche Erschwerung der Gutachtertätigkeit, daß in der Mehrzahl der Fälle objektive Unterlagen aus der Kriegszeit nicht mehr vorliegen und man weitgehend auf die Aussagen des zu Begutachtenden angewiesen ist.

Von dem oben angegebenen Satz, daß auch bei Fronteinsatz und Gefangenschaft im allgemeinen eine Ulkuskrankheit nicht als Wehrdienstbeschädigungsleiden anerkannt werden kann, gibt es nur wenige *Ausnahmen:*

So kann man bei Fronteinsatz ein Ulkus im Sinne einer

Entstehung anerkennen, wenn es sich um besonders schwere psychische Belastungen in Verbindung mit Hungerzuständen handelt (eingekesselte Truppenteile).

Anerkennen als entschädigungspflichtig bzw. als Wehrdienstbeschädigung muß man wohl auch Ulzera, die im Anschluß an schwere im Kriege durchgemachte Infektionskrankheiten (Ruhr, Fleckfieber) entstanden sind, ebenso Ulzera im Anschluß an eine durchgemachte Hepatitis epidemica mit länger dauernder schwerer Leberinsuffizienz, da dabei gehäuft Ulzera entstehen (hepatogenes Ulkus von JAHN[59], vgl. auch BAUR[60]). Einzelheiten s. S. 117 ff.

In all den Fällen, in denen man ausnahmsweise ein Ulkus als Wehrdienstbeschädigung anerkennt, gilt diese zunächst nur für den ersten Schub der Krankheit. Ist das *Geschwür* im Anschluß an eine ausreichende Krankenhaus- oder Lazarettbehandlung oder auch spontan (was, wie oben gesagt, beim akuten Ulkus die Regel ist) *abgeheilt,* und zwar ohne bleibende anatomische Veränderungen, die mit Funktionsstörungen verknüpft sind, so ist damit auch die Wehrdienstbeschädigung *erloschen.* Später wieder auftretende Schübe fallen der Konstitution zur Last.

Etwas anders liegen die Verhältnisse dann, wenn das erste im Kriege entstandene *Ulkus mit narbigen Veränderungen* ausheilte, die die Funktion beeinträchtigen, wie z. B. die Entstehung eines Sanduhrmagens, einer Pylorusstenose oder – der häufigste Fall – einer ausgesprochenen Bulbusdeformation. Damit sind Zustände geschaffen, die die Neuentstehung eines Ulkus auch nach der Abheilung des ersten Geschwürs begünstigen, und jeder weitere Schub der Ulkuskrankheit wird damit ebenfalls als Wehrdienstbeschädigung anzuerkennen sein. Sehr wichtig ist, wenn man sich in solchen zweifelhaften Fällen, bei denen jetzt eine narbige Veränderung besteht, die nach dem Kriege im Zivilleben erhobenen Röntgenbefunde (am besten die Filme selbst) beschaffen kann. Dann gelingt es oft nachzuweisen, daß bei den ersten Röntgenuntersuchungen nach dem Krieg ein Bulbusdeformation noch nicht vorhanden und das im Kriege entstandene Geschwür demgemäß folgenlos abgeheilt war.

Ist es während des Krieges zu einem operativen Eingriff wegen eines perforierten Ulkus gekommen, so wird man, wenn es sich um einen Fronteinsatz gehandelt hat, im allgemeinen Wehrdienstbeschädigung anerkennen, auch für später auftretende Ulzera, denn einfache Übernähungen tragen immer die erhöhte Gefahr von Rezidiven in sich.

Wir wiesen oben darauf hin, daß es während des Dienstes bei der Wehrmacht außerordentlich häufig zu *Rezidiven einer schon früher* vor dem Kriege und dem Wehrdienst *bestehenden Ulkuskrankheit* kam. Es ist kein Zweifel, daß in dem Dienst in der Wehrmacht, auch im Heimatgebiet und gerade dort, zahlreiche Momente vorlagen, die das Auftreten von Rezidiven begünstigten, z. B. die für einen Magenkranken nicht bestimmte und nicht zuträgliche Kost, die langen Pausen zwischen einem oft dürftigen, in Hast eingenommenen Frühstück und der Hauptmahlzeit (während der Soldat an der Front ja meist immer noch die Möglichkeit hatte, zwischendurch etwas zu essen, wenn er Hunger hatte), ungewöhnliche körperliche Anstrengungen in der Ausbildung, oft mit leerem Magen u. ä. Daraus ergibt sich die Folgerung, daß man für solche *im Wehrdienst auftretende Schübe* eines *alten Ulkusleidens Wehrdienstbeschädigung im Sinne einer Verschlimmerung anerkennen* soll. Ist dieser Schub unter entsprechender Behandlung abgeklungen, so ist meist der alte Zustand wiederhergestellt, und es entfällt eine weitere Anerkennung als Wehrdienstbeschädigung. Hat der Schub aber zu einer wesentlichen Verschlechterung der Gesamtsituation geführt, indem es zu einer Perforation kam und zu einem operativen Eingriff oder zu einem Neuauftreten narbiger Veränderungen mit Funktionsstörungen, so ist eine richtunggebende Verschlimmerung und damit Wehrdienstbeschädigung für den weiteren Ablauf der Ulkuskrankheit anzuerkennen.

Große, im Wehrdienst erlittene *Blutungen* bedeuten im allgemeinen keine richtunggebende Verschlimmerung, auch wenn sie im Wehrdienst zum erstenmal auftraten, da diese Ulzera bei konservativer Behandlung meist restlos ausheilen.

Bei Ulkuskranken, bei denen während des Wehrdienstes eine der üblichen *Operationen* (Gastroenterostomie, Magenresektion nach Billroth I oder II) wegen der Geschwürskrankheit vorgenommen wurde, ist der weitere Verlauf der Krankheit als Wehrdienstbeschädigung im Sinne einer richtunggebenden Verschlimmerung anzuerkennen, denn man muß im allgemeinen annehmen, daß die Operation notwendig war wegen einer wesentlichen Verschlimmerung des früher schon vorliegenden Leidens.

Wir sind uns dessen bewußt, daß die Anerkennung eines während des Wehrdienstes auftretenden Schubes einer alten Ulkuskrankheit als Wehrdienstbeschädigung in vielen Fällen nicht berechtigt ist, dann nämlich, wenn es nicht die Eigenarten des militärischen Dienstes waren, die den neuen Schub hervorriefen, sondern der gewöhnliche Ablauf der Ulkuskrankheit. Aber meist wird es sich nicht sicher nachweisen lassen, ob der neue Schub den Eigenarten des militärischen Lebens oder dem gewöhnlichen periodischen Ablauf der Ulkuskrankheit zur Last zu legen war. Auch in denjenigen Fällen ist an sich die Anerkennung unberechtigt, in denen der neue Schub psychisch bedingt war, weil der Betreffende sich mit den Eigenarten des militärischen Dienstes nicht abfinden konnte oder wollte und sich von seiner Magenkrankheit Vorteile erhoffte (vgl. das oben erwähnte gegensätzliche Verhalten der Ulkusbeschwerden in russischer und englisch-amerikanischer Gefangenschaft). Hier lag also eine ausgesprochene *Zweckneurose* vor, durchaus vergleichbar den Schüttlern und Zitterern des Ersten Weltkrieges. Es besteht aber für den Gutachter keine Möglichkeit, solche Ulkusschübe als Zweckneurose zu trennen von denen, die wirklich in der Natur des Leidens oder in einer echten Verschlimmerung durch den Wehrdienst begründet waren. Die Amerikaner haben das durch den Einsatz von Psychologen, Psychotherapeuten und Psychiatern versucht (vgl. SAVITT[51]).

Die obigen Bemerkungen über Wehrdienst und Ulkus beziehen sich im wesentlichen auf das Heer, entsprechende SS-Verbände und die Fallschirmtruppen. Für die Luftwaffe ist im allgemeinen die Tätigkeit des fliegenden Personals von Jagd-, Kampfflieger- und Transportverbänden, soweit sie unter Feindbedrohung flogen, dem Einsatz des Heeres an der Front gleichzusetzen, während bei dem Bodenpersonal Verhältnisse wie bei dem Dienst in der Heimat und im rückwärtigen Gebiet vorlagen. Bei der Marine entspricht der sehr schwere Einsatz auf Vorpostenbooten, U-Booten, Minenräumverbänden durchaus dem Fronteinsatz im Landkrieg, während auf den großen Schiffen verpflegungsmäßig Verhältnisse bestanden, die dem Friedens- oder Heimatdienst gleichzuachten sind.

Wir haben die Wehrdienstbeschädigungsfrage beim Ulkus etwas ausführlicher gebracht, da praktisch derartige Begutachtungen bei der großen Menge der Magenkranken im Kriege außerordentlich häufig sind.

Ulkus als entschädigungspflichtige Krankheit mit Ausnahme der Wehrdienstbeschädigung

Neuerdings hat auch die Begutachtung der Ulkuskrankheit zugenommen im täglichen Leben. So kommt es im Anschluß an Unfälle zur Fragestellung des ursächlichen Zusammenhanges und der Minderung der Erwerbsfähigkeit. Ebenso spielt die Ulkusfrage eine Rolle etwa in der Rentengesetzgebung und auch in dem Gesetz der Entschädigung der Opfer des Faschismus. Hinsichtlich der traumatischen Entstehung eines Ulkus ist oben schon das Wesentliche gesagt. In der Mehrzahl der Fälle kann es sich dabei nur um das akute Ulkus handeln, das, wie oben gesagt, fast stets nach kurzer Zeit ausheilt. Selten ist die Perforation eines akuten Ulkus, die eine Operation notwendig macht. Häufiger wird auch die Frage auftauchen, wieweit bei einer bereits schon bestehenden Ulkuskrankheit oder bei einem früher vorhandenen, aber abgeheilten Ulkus, eine richtunggebende Verschlimmerung der Ulkuskrankheit erfolgt ist. Bei der akuten Ulkusentstehung bei Unfall wird man öfters an das Stress-Ulkus denken (vgl. den Fall von H. KALK und M. L. KNÜPPEL[40]) und den Zusammenhang dann gegebenenfalls bejahen müssen. Allgemein gültige Richtlinien kann man da nicht geben. Hinsichtlich der richtunggebenden Verschlimmerung gilt das gleiche, was oben über diese Frage beim Ulkus im Kriege gesagt wurde (s. S. 38 ff.). Immer ist bei der Begutachtung daran zu denken, daß an sich das akute traumatische Ulkus eine Seltenheit ist und meist spontan ausheilt (vgl. A. W. FISCHER und FISCHER, HERGET, MOLINEUS im Kapitel über den Magen und die Diskussion von KOEPPEN und HAUSBRANDT mit reichlicher Literatur). Bei einem traumatischen Ulkus bei bestehender Ulkuskrankheit kann man auch nur den ersten Schub der Krankheit nach Trauma erkennen. Ist das Ulkus folgenlos ausgeheilt, so müssen spätere Schübe der Konstitution bzw. der alten Ulkuskrankheit zur Last gelegt werden. Nur wenn dieses neue traumatische Ulkus zu bleibenden anatomischen Veränderungen geführt hat oder zu einem operativen Eingriff, nur dann könnte auch der weitere Verlauf der Ulkuskrankheit als richtunggebende Verschlimmerung anerkannt werden. Man muß zugeben, daß der Stress eine Rolle bei politisch und rassisch Verfolgten spielen kann hinsichtlich der Entstehung von Ulzera. Handelt es sich um einen einmaligen Stress, so kann dabei ein akutes Ulkus entstehen, das bald wieder abheilt. Handelt es sich aber um einen immer wiederholten bzw. fortdauernden Stress, so kann es wohl auch zu einem chronischen Ulkus kommen, das etwa dem Ulkus in der Zwangssituation entspricht, das LAMBLING und BONFILS[20] im Tierversuch erzeugen konnten. Diese Ulzera wird man als Schädigungsfolge anerkennen müssen (LYON[61]).

Die Anerkennung eines Ulkus als entschädigungspflichtige Krankheit kommt gegebenenfalls dann in Frage, wenn es sich um Angehörige von *Heilberufen* handelt, die sich bei der Krankenpflege eine schwere Infektionskrankheit, z. B.

eine Ruhr, zugezogen haben, in deren Gefolge ein Ulkus auftritt – was im übrigen ja ausgesprochen selten ist. Ansteckung mit Hepatitis epidemica bzw. Serumhepatitis kann eventuell zu einer Zirrhose und damit zum hepatogenen Ulkus führen (s. S. 117 ff.). Liegen *Bronchiektasen* vor, die als entschädigungspflichtige Krankheit anerkannt sind (z. B. nach Pneumonien im Kriege, nach Einatmung von Chlor, Phosgen, Nitrosegasen, Kampfgasvergiftung), so ist mit einem erhöhten Befall an Ulkus zu rechnen, das dann gegebenenfalls auch als entschädigungspflichtige Krankheit anzuerkennen ist, da bei Bronchiektasen ungewöhnlich häufig Ulzera auftreten. Hier liegt eine echte Syntropie vor, wie nicht nur die Untersuchungen von Pathologen (VON ALBERTINI und VERDEN[62]), sondern auch von Klinikern (FR. KAUFFMANN und SCHRECKER[63]) zeigen. Im allgemeinen gilt für die Ulzera nach Infektionskrankheit ähnliches wie für die im Kriegsdienst entstandenen Geschwüre, daß nur der erste Krankheitsschub als entschädigungspflichtige Krankheit anerkannt wird und später, wenn das Ulkus restlos ausgeheilt ist, die Entschädigungspflicht erlischt, weil spätere Schübe der Konstitution zur Last gelegt werden.

Früher fanden sich in der Literatur häufig Angaben über die Häufung des Ulkus bei Bleivergiftung (VON BERGMANN, SCHULLER u. a.); neuerdings ist das gleiche wieder von STRAUBE[64] behauptet worden. Schon GRUBER hat dem widersprochen. Ich kann nicht sagen, daß uns eine Häufung des Ulkus bei Bleiarbeitern aufgefallen wäre. Es mag aber sein, daß heute durch die Gewerbehygiene die Bleivergiftungen in einem früheren Stadium als in vergangenen Zeiten erfaßt werden, so daß es nicht mehr zu dem ganz schweren Bild kommt und demgemäß auch nicht zur Ulkusentstehung.

Die Frage, wieweit das Ulkus gehäuft bei bestimmten Berufen auftritt, hat wiederholt zu eingehenden Diskussionen geführt; sie kann hier nur am Rande gestreift werden. Für uns besteht trotz der wortreichen Ausführungen GLATZELS[65] sowohl nach der Statistik wie nach den eigenen Erfahrungen kein Zweifel daran, *daß das Ulcus ventriculi gehäuft bei Schwerarbeitern auftritt* (KAUFMANN[66], REICHERT[41], WIEBEL und KUNSTREICH[68], WEIDINGER), während *das Ulcus duodeni die Berufe bevorzugt, die unregelmäßig leben und essen* (Taxichauffeure, Berufsfahrer, Friseure, Eisenbahner, Sekretärinnen), letzteres deshalb, weil die sogenannte Leersekretion des Magens im Hungerzustand bei der Entstehung des Ulcus duodeni eine wesentliche Rolle spielt (Einzelheiten bei KALK[2]). Eine Anerkennung als Berufskrankheit für die Ulzera bei diesen Berufen kommt aber nicht in Frage.

Häufig werden Perforationen und große Blutungen bei bestehendem Ulkusleiden als Folgen eines Unfalles hingestellt. In Wirklichkeit handelt es sich fast niemals um einen echten „Unfall", sondern um den schicksalsmäßigen Eintritt einer auch sonst auftretenden Ulkuskomplikation.

Wieweit durch ein Ulkus, bzw. eine Ulkuskrankheit eine *MdE in der Kriegsopferversorgung bzw. der Unfallversicherung im Einzelfall eintritt,* darüber kann man nur Anhaltspunkte geben. Es wechseln bei dieser Krankheit im allgemeinen Zeiten völliger Beschwerdefreiheit ab mit Beschwerdeperioden (meist im Frühjahr und Herbst in Erscheinung tretend), in denen der Kranke ganz oder weitgehend arbeitsunfähig ist. Am besten wird man diesen Verhältnissen gerecht durch Festsetzung eines mittleren Grades der MdE von etwa 30%. Stenosen von Pylorus und Duodenum, schwere narbige Veränderungen wie z. B. Sanduhrmagen, Ulcera jejuni peptica nach Operationen sind viel höher anzusetzen, bei ihnen liegt die MdE etwa zwischen 60% und 100% je nach Schwere des Einzelfalles. Jedoch kann in solchen Fällen ein operativer Eingriff zu einer erheblichen Besserung, ja Heilung führen und damit auch zu einer Hebung der Erwerbsfähigkeit. In der Rentenversicherung wird die MdE durch Ulkus meist unter 50% liegen bis auf die oben erwähnten schweren Fälle von Pylorus- und Duodenalstenosen, Sanduhrmagen, Ulcera jej. peptica. Auch hier ist die Möglichkeit eines operativen Eingriffes mit erheblicher Besserung ins Auge zu fassen.

Magenkarzinom

Das Karzinom des Magens entsteht ebenso wie die überwiegende Mehrzahl der malignen Geschwülste auf dem Boden immer wieder auftretender Regeneration bis zum Entstehen maligner Fehlregenerate. Jeder derartigen Umwandlung regenerierender Zellen geht eine lange Phase voraus, in der sich die Regeneration von Zellen immer wiederholt — die präkanzeröse Phase.

Es ist schon aus diesem Grunde ganz unmöglich, daß sich auf dem Boden eines einmaligen Traumas ein Karzinom ausbildet. Deshalb ist die frühere gelegentlich geäußerte Anschauung, daß sich auf dem Boden eines Unfalls und einer einmaligen Verletzung ein Magenkarzinom entwickeln könne, durchaus abzulehnen. Solche früher berichteten Fälle beruhen auf Fehldeutungen von klinischen Beobachtungen. Weiteres darüber siehe im Kapitel von A. W. FISCHER (vgl. auch L. SINGER[69]).

Die von FISCHER-WASELS[5] entwickelte Theorie der Karzinomentstehung auf dem Boden maligner Fehlregenerate wird wohl heute von den Pathologen allgemein anerkannt (vgl. BÜCHNER[70]). Unserer Ansicht nach wird aber heute die Möglichkeit, daß Vererbung bei der Karzinomentstehung ebenfalls eine Rolle spielt — und eine ganz wesentliche —, zu gering eingeschätzt (vgl. K. H. BAUER[71]). FISCHER-WASELS[5] selbst hat sich gerade in seinen letzten Arbeiten immer wieder für die Wichtigkeit der Vererbung für die Karzinomentstehung eingesetzt, für die man ja tatsächlich eine Menge klinischer Beobachtungen ins Feld führen kann (vgl. z. B. KALK[25]) und gerade auf dem Gebiet des Magenkrebses, in dem ja immer wieder einmal ganze Krebsfamilien beobachtet werden.

Die Entstehung des Krebses auf dem Boden der Fehlregeneration macht es verständlich, daß am Magen zwei Formen des Krebses beobachtet werden, nämlich die Entstehung des Karzinoms

1. auf dem Boden eines lang dauernden chronischen Ulkus,
2. auf dem Boden der chronischen Gastritis.

Das *Ulkuskarzinom* ist aber in seiner Häufigkeit weit überschätzt worden. Wir[72] kamen in einer früheren Arbeit zu dem Ergebnis, daß nur 3 bis höchstens 6% der chronischen Ulzera maligne entarten. v. BEUST[73] kommt bei einer genauen Verfolgung des Personals der Schweizerischen Bundesbahn über Jahrzehnte hinaus auf eine Häufigkeit von 2,75%. Höher sind die Zahlen von ORATOR mit 7%. Die maligne Entartung betrifft nahezu ausschließlich das Ulkus des Magens und da vor allem das der präpylorischen Partie. Eine maligne Entartung des Ulcus duodeni kommt praktisch nicht vor. Das ist wichtig auch für Begutachtungsfragen. Voraussetzung ist weiterhin, daß ein- und dasselbe Ulkus lange Zeit als chronisches, nicht heilendes Ulkus an derselben Stelle besteht. Die Ulzera im Rahmen einer Ulkuskrankheit, die periodisch im Rahmen der Periodizität des Leidens neu entstehen, oft an verschiedenen Stellen, und dann wieder abheilen, kommen als Ausgangspunkt der Entstehung eines Ulkuskarzinoms nicht in Betracht. Die Tatsache, daß man nur außerordentlich selten ein Ulkus als entschädigungspflichtige Krankheit anerkennen wird im Verein mit der Tatsache, daß das Ulkuskarzinom ganz selten und nur im Magen auftritt, bedeutet, daß die Anerkennung eines Karzinoms als Folge eines Ulkus, das als Wehrdienstbeschädigung, Unfallfolge usw. anerkannt ist, für die Begutachtung sehr selten in Frage kommt.

Die Anschauung, daß die maligne Entartung eine häufige Komplikation des Ulkus sei, die im wesentlichen von amerikanischen Autoren vertreten worden ist, ist falsch. Sie entstand dadurch, daß in Wirklichkeit die überwiegende Mehrzahl dieser sogenannten Ulkuskarzinome primäre Karzinome waren. Das gilt insbesondere für das von KNOTHE[74] und uns[72] beschriebene Ringwallkarzinom (s. auch BRÜHL[75]), das jahrelang unter durchaus ulkusähnlichen Symptomen verläuft.

Die Entstehung eines *Karzinoms* auf dem *Boden der chronischen Gastritis* ist vor allem von KONJETZNY[4] vertreten und bewiesen worden. Darüber und über die Frage der Gastritis als entschädigungspflichtige Krankheit ist oben schon das Wesentliche im Abschnitt Gastritis (s. S. 11) gesagt worden. Voraussetzung für die Anerkennung eines Karzinoms als Folge einer Gastritis ist aber der Nachweis, daß eine Gastritis als präkanzeröse Phase *nachweisbar* mit *Brückensymptomen* über lange Zeit hinaus bestanden hat. Hier wird man wohl mindestens eine Zeit von 3 Jahren fordern müssen; meist wird es sich um einen Zeitraum von 10 bis 15 Jahren und mehr handeln.

Bekanntlich wurde nachgewiesen, daß es eine Reihe chemischer Substanzen gibt (aromatische Kohlenwasserstoffe, Azofarbstoffe, Arsen, Chromate), die kanzerogen wirken. Dazu gehört auch, daß das Rauchen, insbesondere von Zigaretten, die Entstehung des Krebses, vorwiegend im Bronchialsystem, aber auch im oberen Magen-Darm-Trakt begünstigt (Einzelheiten s. bei K. H. BAUER[71]). Es ist daran zu denken, daß kanzerogene, toxische Substanzen, die zu entschädigungspflichtigen Berufskrankheiten führen, doch auch die Entstehung eines Magenkarzinoms begünstigen bzw. verursachen können, das gilt z. B. für das Arsen (s. S. 110).

Das Vorhandensein eines Karzinoms im Magen bedingt je nach der Art der Versicherung eine völlige Arbeitsunfähigkeit, bzw. eine 80–100%ige Minderung der Erwerbsfähigkeit bzw. in der Rentenversicherung eine Berufs- und Erwerbsunfähigkeit.

Ist das Karzinom operabel und kann es vollständig entfernt werden, so müssen neue Festsetzungen getroffen werden.

Andere Tumoren des Magens

Bei den anderen Tumoren des Magens, Sarkome, Adenome, Papillome, Leiomyome, Fibrome, Myxome, Angiome, Neurinome, Neurofibrome, spielen Fragen der Begutachtung kaum eine Rolle, nicht nur wegen ihrer Seltenheit, sondern auch deshalb, weil sie auf angeborene Fehlbildungen zurückgehen. Eine gewisse Ausnahme machen nur die glandulären Schleimhauthyperplasien, die äußerlich von den echten Polypen oft nicht zu unterscheiden sind. Von den meisten Pathologen wird zugegeben, daß sie auf dem Boden entzündlicher Veränderungen entstehen können. Es gibt alle Übergänge zwischen Gastritis atrophicans, Gastritis polyposa bis zur Polyposis ventriculi. In solchen Fällen wäre evtl. zu diskutieren, ob eine solche chronische Gastritis evtl. auf dem Boden einer Wehrdienstbeschädigung, einer Gastritis als Folge einer Berufserkrankung (Blei), der Aufnahme von industriellen Giften entstanden sein könnte. Findet man im übrigen Magen-Darm-Trakt, besonders im Kolon, ebenfalls Papillome, so spricht das eindeutig für eine angeborene Erkrankung, wie sie z. B. bei dem Peutz-Jeghers-Syndrom (Polyposis verbunden mit Lippenmelanose) vorliegt. Über eine eventuelle MdE kann nur im Einzelfall entschieden werden.

Der operierte Magen

Die Begutachtung von Kranken mit einem operierten Magen verlangt nicht nur eine ganz exakte Untersuchung mit allen Hilfsmitteln und eine möglichst genaue Kenntnis der vorgenommenen Magenoperation, sondern auch eine große Erfahrung des Untersuchers.

Die Operation der Wahl beim Ulkus ist die *Magenresektion* meist in der Form des Billroth II, seltener Billroth I. Selbst wenn ein Ulkus mit Erfolg reseziert ist, muß man mit einer Beschränkung der Leistungsfähigkeit des Magens und mit gewissen *postoperativen Nachbeschwerden* rechnen.

Man kann im allgemeinen nach unserer Erfahrung damit rechnen, daß nach einer Magenresektion nach Billroth II oder I, auf die Dauer beobachtet, 70–75% der Patienten beschwerdefrei bleiben, andere Autoren geben 85–95% an (näheres s. bei Kalk[76]). Auf die Ätiologie dieser Beschwerden kann hier im einzelnen nicht eingegangen werden. Man kann die Beschwerden etwa folgendermaßen unterteilen:

1. die Beschwerden des kleinen Magens,
2. das Hiatus-Syndrom,
3. das Syndrom der afferenten Schlinge,
4. das eigentliche Dumping-Syndrom,
5. das postalimentäre Spät-Syndrom,
6. das postoperative Mangelsyndrom,
7. die Gastritis, Enteritis,
8. das Ulkusrezidiv und das Ulcus jejuni pepticum,
9. Anämien nach Magenresektion,
10. Krankheiten des Pankreas,
11. Krankheiten der Gallenwege,
12. Krankheiten der Leber.

Wegen der einzelnen Folgezustände muß auf die oben angegebene Arbeit von uns verwiesen werden. Immerhin muß man angesichts der oben gebrachten langen Liste betonen, *daß der überwiegende Teil der Magenresezierten trotz mancherlei Beschwerden im täglichen Leben durchaus wieder arbeitsfähig wird.* Eine gewisse erhöhte Anfälligkeit, Einschränkung der Leistungsfähigkeit des Magens und des Gesamtorganismus ist vorhanden, und diese bedingt eine MdE, die man *im Mittel mit etwa* 25 bis 35% ansetzen kann.

Es kommt dabei sehr auf die Arbeitswilligkeit des Resezierten an, ob er gewillt ist, trotz vieler mehr oder weniger großen Beschwerden, seinen Beruf weiter auszuüben. Selbstverständlich sind unter der oben angeführten Liste einige Zustände, die eine erheblich höhere MdE bedingen. Das gilt z. B. für das Syndrom der afferenten Schlinge, das postoperative Mangelsyndrom, das Ulkusrezidiv und das Ulcus jejuni pepticum. Das Syndrom der afferenten Schlinge bedingt eine hohe MdE von etwa 70–100% und muß operativ behandelt werden. Bei manchen Resezierten tritt eine mangelnde Ausnutzung der zugeführten Nahrung auf, vor allem der Fette, oft einhergehend mit Durchfällen, verbunden mit Eiweiß- und Mineralverlust, und so kommt es bei ihnen dann im Laufe von Jahren zu einer erheblichen Abmagerung. Bei einigen schweren Fällen bildet sich auch ein ausgesprochenes Mangelsyndrom aus, das etwa der im letzten Krieg beobachteten alimentären Dystrophie entspricht, oder dem sog. Malabsorption-Syndrom, das man besser als *agastrische Dystrophie* (HENNING) bezeichnen sollte, mit Symptomen des Eiweiß- und Vitaminmangels, mit Ödemen, Hypoproteinämie, Steatorrhoe, Anämie, Osteoporose, Hautblutungen, trophischen Störungen der Haut und Nägel, Hyperkeratosen, Mundwinkelrhagaden, neurologischen Ausfallserscheinungen. Die Wahrscheinlichkeit des Auftretens solcher schweren Erscheinungen ist um so größer, je größer die resezierte Magenfläche ist und am stärksten bei totalen Magenresektionen, wie sie beim Karzinommagen notwendig werden. Es ist einleuchtend, daß solche Fälle, die alle Übergänge von der einfachen Abmagerung bis zu agastrischen Dystrophie bieten, je nach der Schwere des Einzelfalles in ihrer Erwerbsfähigkeit ganz verschieden beurteilt werden müssen.

In einer sehr lesenswerten, leider in Deutschland wenig bekannten Arbeit hat der Oberbahnarzt der Schweizerischen Bundesbahn v. BEUST[73] nachgewiesen, daß von den operierten Ulkuskranken 40% vorzeitig pensioniert werden mußten.

In der Praxis erlebt man leider, daß, wenn die Vorkrankheit, also das Ulkus, als entschädigungspflichtige Krankheit, etwa als Wehrdienstbeschädigungsleiden, anerkannt ist, die Neigung zur Erlangung einer höheren Rente unter Berufung auf die Magenoperation sehr groß ist. Wir haben noch keinen Gutachtenpatienten, der im Wehrdienst wegen eines Ulkusleidens operiert wurde, erlebt, der nicht eine Unzahl von Beschwerden vorgebracht hätte, um eine möglichst hohe Rente zu erlangen. Beschwerdefreiheit nach Ulkusoperation im Wehrdienst gibt es offenbar nicht. Wir haben das schon seinerzeit während des Krieges auf Grund unserer früheren Erfahrungen vorausgesagt und immer wieder darauf hingewiesen, daß man Operationen bei Ulkuskranken im Wehrdienst nur auf die unbedingt notwendigen Notoperationen beschränken soll.

Eine ähnliche Erfahrung macht man auch in der Unfall-

und Rentenbegutachtung. Seitdem Berufsunfähigkeit bereits dann vorliegt, wenn ein Mensch nur noch weniger als 4 Stunden täglich arbeiten kann, ist die Neigung, mit Hilfe eines operierten Magens die Berufsunfähigkeit zu erreichen, erheblich angewachsen.

Beim Vorliegen einer *Gastroenterostomie* – heute nur noch selten als Ulkusoperation verwandt – bestehen ebenfalls meist erhebliche Beschwerden. Abgesehen von den Ulkuspatienten im höheren Alter, bei denen die Gastroenterostomie wegen einer erheblichen Pylorus- bzw. Duodenalstenose angelegt wurde und die oft danach völlig beschwerdefrei werden, sind die Beschwerden der Ulkuspatienten nach Gastroenterostomie meist größer als nach Magenresektionen. Abgesehen davon, daß diese Operation in einem erheblichen Teil der Fälle (nämlich denjenigen, die eine gesteigerte Säureresektion des Magens aufweisen) zu Rezidiven bzw. zur Entstehung eines Ulcus jejuni pepticum disponiert, ist es im wesentlichen eine sehr schwere Gastritis, die immer wieder zu Beschwerden Anlaß gibt. Die *MdE nach Gastroenterostomie* ist also im allgemeinen höher anzusetzen als nach Magenresektion und dürfte zwischen 40–50% liegen.

Beim Vorliegen eines *Ulcus jejuni pepticum*, das heute in etwa 1–4% der Magenresektionen wegen Ulkus auftritt, besonders Menschen mit besonderer Ulkuskonstitution trifft und eine unbedingte Indikation zur Operation darstellt, besteht, da die Beschwerden stärker, die Neigung zu Komplikationen erheblich größer sind als beim gewöhnlichen Ulkus, eine hohe MdE, die zwischen 75–100% liegt.

Ulkuskranke, bei denen eine einfache *Übernähung* wegen eines *perforierten Ulkus* vorgenommen wurde, neigen erhöht zu Rezividen des Ulkus (Zukschwerdt und Eck[77] – eigene Erfahrung). Bei ihnen liegt im allgemeinen eine MdE von 20–30% vor, sie kann aber auch erheblich höher sein.

Totalresektionen des Magens, in neuerer Zeit immer

häufiger wegen eines Karzinoms vorgenommen, bedingen eine hohe MdE, die bei etwa 75–100% liegen dürfte. Jedenfalls dauert es lange Zeit, bis der Organismus sich an diesen totalen Ausfall des Magens angepaßt hat. Das, was oben als Gründe für die Beschwerden nach der gewöhnlichen Magenresektion angeführt wurde, gilt für sie in erhöhtem Maße.

Darm

Duodenum

Von den *Erkrankungen des Duodenums* ist das Ulkus bereits besprochen (S. 23). Karzinome kommen kaum vor, abgesehen von dem Karzinom der Papilla Vateri. Sie gehören ebensowenig zu den gegebenenfalls entschädigungspflichtigen Krankheiten wie das immer anlagebedingte Duodenaldivertikel, das unter den verschiedensten klinischen Symptombildern in Erscheinung tritt.

Der *duodenale Infekt* – Besiedelung mit Koli und Enterokokken – wird klinisch zu wenig berücksichtigt. Er findet sich am häufigsten bei Sub- und Anazidität bzw. Achylie des Magens. Er ist von Bedeutung deshalb, weil der Infekt unter bestimmten Bedingungen (Abflußstauungen) von hier aus einerseits in das Pankreas einwandert und dort zur Pankreatitis führt, andererseits in die Gallengänge eindringen und Veranlassung zu Cholezystitis, Cholelithiasis, Cholangitis geben kann. Es ist zweifellos, daß solche Zustände die Folge einer atrophisierenden banalen Gastritis, aber auch einer durchgemachten Ruhr sein können. In beiden Fällen kann eventuell eine Entschädigungspflicht in Frage kommen.

Besiedelungen mit Protozoen – Lamblien und Amöben (s. S. 61) – können eine Rolle spielen.

Die Lambliosis ist weder im zivilen noch im militärischen Leben eine entschädigungspflichtige Krankheit. Sie ist ohne weiteres auch durch eine Therapie mit Atebrin oder Akranil zu beseitigen.

Die Amöbiasis kann eine entschädigungspflichtige Krankheit sein, wenn sie sich an eine im Kriege durchgemachte Amöbenruhr anschließt.

Dünndarm

Divertikel des Dünndarms sind selten und stets anlagebedingt. Am bekanntesten ist das sog. Meckelsche Divertikel, dessen Schleimhaut nicht mit Darmschleimhaut, sondern mit Salzsäure und Pepsin sezierender Magenschleimhaut ausgekleidet ist. Dadurch kommt es dort zur Ulkusentstehung mit großer Blutung und Perforation.

Akute Enteritiden, bakteriell bedingt durch Erreger der Paratyphus-Enteritidis-Gruppe, heilen meist so schnell und vollständig ab, daß eine dauernde Beeinträchtigung der Erwerbsfähigkeit bei ihnen nicht zurückbleibt.

Die Ursache *chronischer*, mit Verdauungsstörungen einhergehender *Dünndarmerkrankungen* ist heute noch nicht völlig geklärt. Die Begutachtung ist deshalb oft recht schwer.

Sehen wir ab von Dünndarmerkrankungen, die endokrin (M. Basedow) oder allergisch bedingt sind, so bleibt ein großes Heer von chronischen Dünndarmerkrankungen, die man früher mit dem nichtssagenden Ausdruck der Dyspepsien zu bezeichnen pflegte. Als Ursachen kommen in Frage:

1. mangelhafte Sekretion von Verdauungssekreten weiter oben gelegener Organe (Magen: Achylie, gastrogene Diarrhöen; Pankreas: mangelhafte Sekretion von Trypsin, Diastase, Lipase),
2. Beeinträchtigung der Fermentproduktion der Dünndarmschleimhaut, wie es z. B. sicher bei Mangelernährung – Dystrophie – der Fall ist.
3. Besiedelung mit pathogenen Bakterien: vorwiegend der Salmonellengruppe, von denen man heute serologisch etwa 600 verschiedene Typen unterscheiden kann. Am häufigsten sind Salmonella typhi, S. typhi murium (Breslau), S. schottmülleri (Paratyphus B), S. enteritidis (Gärtner).

Man kann die unter 1 und 2 angeführten Ursachen unter der Bezeichnung Maldigestion oder Malabsorption zusammenfassen, weil es sich ja dabei um eine Störung der Aufspaltung der Nahrungsbestandteile handelt, die deshalb nicht resorbiert werden können. So kommt es bei langer Dauer zu Mangel an Eiweiß,

Fett, Kohlehydraten, Vitaminen, Elektrolyten, zur Gewichtsabnahme und auch Mangelsymptomen, auf die im einzelnen nicht eingegangen werden kann (näheres bei HAFTER[78]). Sie müssen natürlich, falls es sich um entschädigungspflichtige Krankheiten bzw. Krankheiten in der Rentenversicherung handelt, berücksichtigt werden. Der Grad der Minderung der Erwerbsfähigkeit hängt von der Schwere des Einzelfalles ab.

Von den eventuell entschädigungspflichtigen Krankheiten heilt der Typhus meist folgenlos ab. Vernarbung von Typhusgeschwüren kann zu bleibenden Stenosen führen, jedoch sind diese ganz außerordentlich selten.

Salmonellenerkrankungen hinterlassen oft längere Zeit eine Anfälligkeit des Darmes, ohne daß dadurch eine wesentliche Erwerbsbeschränkung bedingt wäre.

Am häufigsten kommt es nach einer durchgemachten *Bazillenruhr* zu langdauernden Darmbeschwerden, die meist mit gleichzeitigen Störungen des Dickdarmes (Enterokolitis) einhergehen (s. S. 57). Sie werden zum Teil sicher dadurch unterhalten, daß bei diesen Leuten häufig eine Achylie des Magens und oft eine Subfermentie des Pankreas besteht. Möglicherweise spielt dabei auch eine Rolle, daß Kolibakterien pathogen entarten und sich dabei eine *Dysbakterie des Dünndarmes* einstellt, über deren klinische Bedeutung freilich noch nicht das letzte Wort gesprochen ist. Auch nach durchgemachter Amöbenruhr soll es zu chronischen Enteritiden kommen.

Man muß heute damit rechnen, daß Enteritiden und auch Kolitiden – beide sind ja oft in diesem Komplex nicht voneinander zu trennen – dadurch entstehen, daß durch die reichliche Anwendung von Breitband-Antibiotika die normale Darmflora entartet und gestört ist, und es oft außerordentlich schwer ist, eine normale Darmflora wieder herzustellen. Manchmal entsteht auf diesem Boden dann die gefürchtete Staphylokokkenenteritis.

Nicht jedes Mangelsyndrom beruht auf einer Störung der Verdauung und Resorption. Nur der Vollständigkeit halber sei hier erwähnt, daß auch ein Eiweißmangelsyndrom durch eine besondere Krankheit hervorgerufen werden kann, die sog. exsudative Enteropathie, bei der durch Exsudation von Plasmaproteinen, insbesondere von Albuminen und Gammaglobulinen, in dem Magen-Darm-Kanal der Eiweißmangel entsteht. Sie findet sich bei Enteritis regionalis, Sprue, Zöliakie, Darmtuberkulose, Colitis ulcerosa, bei manchen Tumoren. Ob eine solche Krankheit in den Bereich der entschädigungspflichtigen Krankheiten gehört, hängt von der Grundkrankheit ab.

Die einheimische Sprue – idiopathische Steatorrhoe – ist in ihrer Ätiologie inzwischen aufgeklärt. Sie verläuft bei Kindern unter dem klinisch längst bekannten Bild der Zöliakie. Ihr wesentliches Symptom ist die Häufung von Durchfällen mit großem Fettverlust, charakteristischen anatomischen Veränderungen im Saugbiopsiepräparat und einer massiven Fettleber. Es hat sich gezeigt, daß sie auf einer angeborenen oder erworbenen Unverträglichkeit von einem besonderen Eiweiß im Getreide beruht (Gliadin im Roggen, Hordein in der Gerste, Arenin im Hafer). Wahrscheinlich ist die Krankheit, bzw. Unverträglichkeit dieses Eiweißes bedingt durch das Fehlen einer ganz bestimmten Peptidase. Da ihr Auftreten im Erwachsenenalter fast ausschließlich bei solchen Menschen erfolgt, die schon im Kindesalter an Zöliakie gelitten haben und offenbar ein angeborener und hereditärer Defekt die Ursache ist, kommt eine Anerkennung als entschädigungspflichtige Krankheit nicht in Frage. Jahrelange Dauer führt zu Fettleber und Zirrhose.

Die *tropische Sprue*, die in manchen Ländern, vor allem in Indien, endemisch auftritt, ist in ihrer Ätiologie noch nicht restlos geklärt. Sie befällt auch Europäer trotz guter Ernährung. Da ja heute häufig solche Länder von Europäern aus dienstlichen oder gesellschaftlichen Gründen aufgesucht werden müssen, tritt auch gelegentlich an uns die Frage heran, ob hier nicht eine entschädigungspflichtige Krankheit vorliegt. Man muß unserer Ansicht nach diese Frage bejahen. Es ist bemerkenswert, daß im 2. Weltkrieg nach britischen Erfahrungen von 8846 intern erkrankten britischen Soldaten, die in das Heimatland in den Jahren 1943 bis 1946 zurücktransportiert werden mußten, allein 1073 Fälle von tropischer Sprue waren (KEELE und BOUND[70]).

Immerhin heilt die Krankheit bei Europäern nach Rückkehr in das Heimatland in der Mehrzahl der Fälle aus, im übrigen spricht die Krankheit sehr gut auf Verabreichung von Folsäure (am besten in Kombination mit Vitamin B_{12}) an.

Die alimentäre *Dystrophie*, wie wir sie zur Genüge in Gefangenenlagern und in einheimischen Mangelgebieten während und nach dem Zweiten Weltkrieg kennengelernt haben, ist ein außerordentlich komplexer Vorgang. Wesentlichste Ursache ist der Eiweißmangel, besonders an tierischem Eiweiß in der Ernährung. Sie führt zu einer Herabsetzung und einem Erlöschen der Fermentproduktion in Magen und Darm und demgemäß auch zu schweren Darmstörungen, verbunden mit Durchfällen. Jedoch verschwinden diese Darmerscheinungen sehr bald nach Behebung der Dystrophie. Ihre Beurteilung als entschädigungspflichtige Krankheit muß natürlich im Rahmen der allgemeinen Entschädigung der Dystrophie erfolgen.

Der vor allem 1946 in der Gegend von Lübeck gehäuft aufgetretene (HANSEN, JECKELN, RUPPERT[80]), später aber auch bis nach Mitteldeutschland hinein beobachtete *Darmbrand* (eine Erkrankung vorwiegend des oberen Dünndarmes) ist in seiner Ätiologie so weit geklärt, daß es sich um eine Infektion mit Gasbrandbazillen (FRÄNKEL und verwandte Arten) handelt, wobei wahrscheinlich *eine starke Überlastung* des Darmes mit großen Mengen zellulosereicher Ernährung begünstigend wirkt. Vorherige Kriegs- und Mangelernährung dürfte von Bedeutung sein, da die gleiche Krankheit auch zur Zeit des Ersten Weltkrieges gehäuft beobachtet wurde. Insofern würde ich keine Bedenken tragen, sie als entschädigungspflichtige Krankheit anzuerkennen, wenn sie in einem Gefangenenlager auftrat.

Die *Tuberkulose* des Darmes, vorwiegend im Dünndarm und der Ileozökalgegend lokalisiert, kann zu den entschädigungspflichtigen Krankheiten gehören, wenn etwa die Tuberkulose unter Kriegsverhältnissen in Gefangenschaft oder im Beruf erworben wurde. Sie bedingt immer eine 100%ige MdE, solange sie sich im floriden Stadium befindet. Nach Abheilung können Darmstenosen zurückbleiben, die nach operativer Beseitigung zu einer völligen

Wiederherstellung der Arbeitsfähigkeit führen können, wenn es sich um eine isolierte Erkrankung des Darmes handelte.

Die neuerdings öfter erwähnte, aber zweifellos seltene Enteritis regionalis (= Ileitis terminalis, Crohnsche Krankheit), eine in der Ileozökalgegend lokalisierte schwere Enteritis mit Wandverdickung mit ulzerösem Prozeß der Schleimhaut, ist in ihrer Ätiologie noch völlig unklar. Sie verursacht zweifellos eine 80–100%ige Minderung der Erwerbsfähigkeit.

Dickdarm

Die *Divertikelbildungen*, selten im Dünndarm (MECKELsches Divertikel), häufiger im Dickdarm, stellen anlagebedingte Leiden dar. Das gleiche gilt für das Megakolon (Hirschsprungsche Krankheit).

Die häufigste Dickdarmerkrankung, die wir im letzten, ebenso wie im vorletzten Weltkrieg erlebten, war die *Ruhr*.

Die *Bakterien- oder Bazillenruhr* trat am eindrucksvollsten 1939 am Ende des Polenfeldzuges als große, schwere Epidemie in Erscheinung, durch Shiga-Kruse- und Flexner-Bazillen (heute Shigella dysenteriae und S. Flexneri genannt) bedingt. Sie ist aber entsprechend ihrer Natur als ausgesprochene Kriegskrankheit auch im weiteren Verlauf auf allen Kriegsschauplätzen und in Gefangenenlagern teils sporadisch, teils epidemisch aufgetreten. Ihr klinisches Bild darf hier als bekannt vorausgesetzt werden. Es ist aber bei Begutachtungsfragen sehr wichtig, sich nicht mit der einfachen Angabe von Durchfällen zufrieden zu geben, *sondern sich von dem zu Begutachtenden seine damaligen Darmerscheinungen genau schildern zu lassen*. Insbesondere ist er zu fragen danach, ob neben Schleim auch *Blut* im Stuhl vorhanden war, ob Schmerzen vor und nach dem Stuhlgang, ob Tenesmen bestanden und wie häufig die Stuhlentleerungen waren. *Das ist wichtig zur Abgrenzung banaler Darmkatarrhe* (durch Salmonellen bedingt) *von der echten Ruhr*. Denn nur für die letztere gilt, daß sie auch später nach

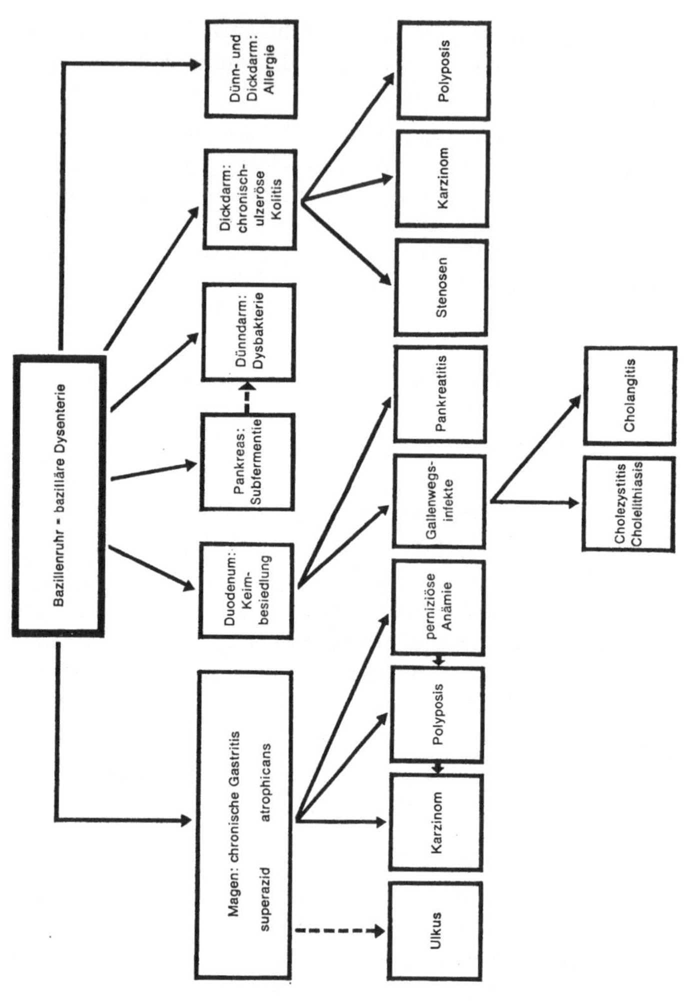

Abb. 2: Mögliche Folgezustände der Bazillenruhr

Abschluß der akuten Erkrankung langdauernde Magen-Darm-Beschwerden mit sich bringen kann, die auch heute noch Jahre und Jahrzehnte nach der akuten Krankheit Beschwerden verursachen und die Erwerbsfähigkeit einschränken können.

Die postdysenterischen Beschwerden sind im Zweiten Weltkrieg viel seltener und erheblich kürzer dauernd gewesen als im Ersten Weltkrieg. Die Ursache dafür ist sicher im wesentlichen die Sulfonamidbehandlung, die erstmals in diesem Krieg eingesetzt hatte.

Wie häufig in und nach dem Zweiten Weltkrieg die Fälle sogenannter chronischer Ruhr waren, ist sehr schwer zu sagen. Im Ersten Weltkrieg wurden sie auf 5–10% geschätzt, in diesem Weltkrieg 1941 von Holler[81] auf 2,4% (G. Walther[82]).

Die Bazillenruhr ist eine Allgemeinerkrankung, keine lokale Erkrankung des Dickdarmes. Dementsprechend betreffen auch die *Nachkrankheiten* den ganzen Organismus, vorwiegend aber den Verdauungskanal, der ja seinerseits eine Einheit bildet. Man muß diese Nachkrankheiten kennen, um die Möglichkeit des Zusammenhanges bei der Begutachtung angegebener Beschwerden mit einer durchgemachten Ruhr beurteilen zu können.

Die Folgekrankheiten der Ruhr sind außerordentlich zahlreich und können hier im einzelnen nicht aufgeführt werden. Wir geben statt dessen eine Übersicht (S. 58) und können dazu nur einige Bemerkungen machen.

Von den Folgen der häufig bei und nach Ruhr einsetzenden Gastritis (meist anazid oder achylisch) war schon im Kapitel „Gastritis“ die Rede (S. 13).

Das *Ulcus ventriculi nach Ruhr* – früher schon von Posselt[15] beschrieben – ist nach unseren Erfahrungen eine ganz große Seltenheit. Die für den Zweiten Weltkrieg von Krieger[83] angegebenen Zahlen mit 8,4%, Scheidel[84] mit 18,3% (!) sind sicher viel zu hoch. (Die bei G. Walther[82] sich findende Behauptung, Störmer[85] gebe die Häufigkeit des

Ulkus nach Ruhr mit 33% an, muß auf einem Irrtum beruhen, dafür findet sich in der Arbeit von STÖRMER kein Anhalt.) Diese Zahlen sind sicher damals unter dem augenblicklichen Eindruck der großen Ruhrepidemie entstanden.

Die *chronische ulzeröse* Kolitis nach Ruhr ist nach dem Zweiten Weltkrieg im Gegensatz zum Ersten Weltkrieg nur wenig in Erscheinung getreten. Im Jahre 1936 schätzten wir[86] die Häufigkeit dieser Nachkrankheit auf 1–5% der Ruhrfälle.

Die von A. W. FISCHER etwas skeptisch beurteilte Möglichkeit der *Entstehung eines Karzinoms* nach chronisch-ulzeröser Kolitis habe ich in einigen seltenen Fällen gesehen, ebenso die Polyposis, die auf dem Boden einer Schleimhauthypertrophie sich entwickelt und mit der echten angeborenen Polyposis nichts zu tun hat.

Eindrucksvoll war uns ein Fall von chronisch-ulzeröser Kolitis nach einer im Ersten Weltkrieg erworbenen Ruhr, deren klinische Erscheinungen wir durch einige künstlich erzeugte anaphylaktische Schocks zur Abheilung brachten (vgl. KALK[87]). Danach entwickelte sich an einer Stelle des Kolons eine Stenose, an einer anderen Stelle (Flexura lienalis) eine Stenose + Polyposis, die nach 6 weiteren Jahren in ein Karzinom überging. Die Krankheit wurde auf unsere Veranlassung hin als Kriegsdienstbeschädigung anerkannt.

Die häufigsten Folgen einer durchgemachten Dysenterie sind die *chronisch-dyspeptischen Formen der chronischen* Ruhr mit immer wieder sich zeigenden Beschwerden einer Gastritis, verbunden mit zeitweiligem Meteorismus, Durchfällen, Darmspasmen, Empfindlichkeit gegen kalte Getränke und bestimmte Speisen. Zweifellos hat man hier eine Mischform von Gastritis, Subfermentie des Pankreas, Dysbakterie des Darmes und einer erworbenen Überempfindlichkeit (Allergie) des Magen-Darm-Rohres gegen bestimmte Speisen vor sich. Auf diesem Boden entwickeln sich dann auch in manchen Fällen Infekte des Gallenwegsystems.

Voraussetzung zur Anerkennung der oben aufgezeigten Nachkrankheiten nach Ruhr als entschädigungspflichtige Krankheit, insbesondere als Wehrdienstbeschädigungsleiden, ist:

1. es muß eine echte Ruhr überstanden worden sein,
2. es müssen ununterbrochene bzw. nur kurzzeitig (1/2 Jahr) unterbrochene Brückensymptome bestehen bis zur jetzt bei der Begutachtung vorliegenden Krankheit.

Den Nachweis einer überstandenen Ruhr kann man manchmal noch nach Jahren (6 Jahre und mehr) durch das Vorhandensein von Ruhrbazillen im Stuhl oder Darmabstrich führen oder durch Agglutination auf Ruhrerreger im Blut. Fehlen Krankengeschichten aus der Zeit des Krieges, so macht manchmal noch das genaue Ausfragen des Patienten nach den damals bestehenden Erscheinungen (s. oben) das Überstehen einer Ruhr zumindest wahrscheinlich. Bei ehemaligen Kriegsgefangenen in Rußland kann man bei der ungeheuren Häufigkeit der Ruhr in den dortigen Gefangenenlagern ohne weiteres annehmen, daß sie eine Ruhr durchgemacht haben.

Die häufigste Form der Magen-Darm-Beschwerden nach Ruhr – die chronisch-dyspeptische Form – wird man im allgemeinen mit 20, höchstens 30% Erwerbsminderung anerkennen.

Bei den anderen Nachkrankheiten kann man keine Richtlinie für die Höhe der Erwerbsminderung geben, es hängt das ganz vom Einzelfall ab.

Die *Amöbenruhr* war im Ersten wie im Zweiten Weltkrieg im wesentlichen auf den Kriegsschauplätzen in der Umgebung des Mittelmeeres verbreitet. Nach den bisherigen Erfahrungen scheint uns, daß die überwiegende Mehrzahl der Fälle nach Rückkehr in die gemäßigte Zone abgeheilt ist.

Als Folge der Amöbenruhr stellen sich oft jahrelang dauernde Magen-Darm-Beschwerden ein mit anazider

Gastritis und Kolonspasmen und Obstipation, eventuell persistierende Geschwüre.

Eine gewisse Sonderform der Ruhr ist vorwiegend in der Gegend des Zökums lokalisiert unter Bildung granulomatöser Tumoren, z. T. mit Wandverdickung und Stenosenbildung.

Die Amöbenruhr ist bei Seeleuten als Berufserkrankung anerkannt. Ihnen gleichgestellt werden müssen unter den neuen Verhältnissen auch diejenigen deutschen Staatsangehörigen, die in Tropengebieten (etwa in der Entwicklungshilfe) tätig sind. Für die Anerkennung als Berufskrankheit muß aber der Nachweis der Amöben oder ihrer Zysten im Stuhl gefordert werden.

Die Hauptsache ist, daß die Amöbenruhr rechtzeitig erkannt und der entsprechenden Behandlung zugeführt wird, dann heilt sie in der gemäßigten Zone so aus, daß wesentliche Erwerbsminderungen nicht zurückbleiben. Spätfolgen sind auch die Amöbenhepatitis und der Leberabszeß, die als entschädigungspflichtige Erkrankungen ebenso wie die Amöbenruhr anzuerkennen sind, wenn die Bedingungen dafür – Wehrdienstbeschädigung bei Infektion im Krieg, Berufskrankheit bei Infektion in den Tropen – gegeben sind.

Entzündungen in der Ileozökalgegend sowohl den untersten Teil des Jejunums wie das Zökum betreffend – Typhlitis – können längere Zeit bestehen bleiben, nicht nur nach einer durchgemachten Ruhr, sondern auch nach einem überstandenen Typhus und Paratyphus. Als solche sind sie unter Umständen zu den entschädigungspflichtigen Krankheiten zu rechnen.

Zu den geschwürigen Erkrankungen des Dickdarms und gleichzeitig auch des Rektums gehört auch die *Colitis ulcerosa gravis* – ein eigenes Krankheitsbild. Für mich besteht kein Zweifel, daß ein Teil dieser Fälle, freilich *nur ein Teil,* sich auf dem Boden einer durchgemachten Bazillenruhr entwickelt (Hurst[88]), und diese werden dann als entschädigungspflichtige Krankheit anzuerkennen sein, wenn für die Ruhr diese Situation gegeben ist. In der Ätiologie spielen zweifellos allergische Reaktionen neben psychischen Faktoren eine Rolle.

Es gibt seltene Fälle von Tuberkulose, die unter dem klinischen Bild einer Kolitis mit polypös-ulzerösen „Schleimhautveränderungen verlaufen (SIEGMUND[89])"; (tuberkulöse Dysenterie nach ASCHOFF). Auch hier besteht die Notwendigkeit der Anerkennung als entschädigungspflichtige Krankheit, wenn die Tuberkulose als solche anerkannt werden muß.

Die entzündlichen und geschwürigen *Kolitiden*, die durch *Ausscheidung giftiger Substanzen* zustande kommen – Prototyp urämische Kolitis –, können zum Teil auf der Basis von Krankheiten entstehen, die entschädigungspflichtig sind: Kolitiden bei Quecksilber-, Wismutvergiftung. Hier wird schon allein durch die Stärke der allgemeinen Vergiftung meist eine 100%ige Erwerbsminderung bestehen.

Daß die Malaria zu jahrelang dauernden Darmstörungen mit Geschwürsbildungen führt – VELDE führt einen derartigen Fall von SCHORLEMMER an –, halte ich für völlig ausgeschlossen. In diesen in der früheren Literatur berichteten Fällen handelt es sich doch wohl um Mischinfektionen mit Amöbenruhr.

Die *Colica mucosa* und ihre Fortentwicklung, die *Colitis mucosa*, ist eine auf dem Boden angeborener oder erworbener Überempfindlichkeit beruhende, durch psychogene Einflüsse außerordentlich verstärkte und steuerbare *Sekretionsneurose* des Dickdarmes. Sie kann unter Umständen als entschädigungspflichtige Krankheit dann anerkannt werden, wenn sich die Sensibilisierung auf dem Boden einer durchgemachten *Ruhr* entwickelt hat.

Entzündliche und geschwürige Veränderungen des Kolons und Sigmas können zustande kommen durch Verwechslung von Arzneimitteln (mit Säuren, Laugen) oder Irrtümer in der Konzentration bei der Verwendung von Arzneimitteln (z. B. Argentum nitricum) zu Einlaufzwecken. Hier liegt es auf der Hand, daß solche Verletzungen des Darmes unter Umständen entschädigungspflichtig sind bei schuldhaftem Verhalten von Arzt, Schwester oder Apotheker.

Neuerdings sieht man häufiger schwere, auch ulzeröse Kolitiden artifiziell bzw. iatrogen erzeugt durch langdauernde Anwendung von Antibiotika, die die normale Darmflora zerstören und zum Überwuchern resistenter Erreger (Staphylokokken, Hefen und Pilze) führen.

Hämorrhoiden und Analprolaps können dann als entschädigungspflichtige Krankheiten in Frage kommen, wenn eine schwere Dysenterie vorausgegangen ist.

Für die Entstehung des *Karzinoms des Dickdarmes* gilt im allgemeinen das, was oben über die Entstehung des Magenkarzinoms gesagt wurde (s. S. 44). Da man heute durchaus auf dem Boden der Regenerationstheorie – Entstehung des Karzinoms durch maligne Fehlregenerate – steht, kann es als ausgeschlossen betrachtet werden, daß ein Karzinom des Darmes auf dem Boden eines einmaligen Traumas entsteht. Wohl aber ergibt sich daraus, daß gelegentlich ein Karzinom des Dickdarmes als entschädigungspflichtige Krankheit anzuerkennen ist, wenn es sich auf dem Boden einer chronisch-ulzerösen Ruhr entwickelt hat. Solche Fälle sind von uns beobachtet worden (s. S. 60). Es gelten dafür dieselben Voraussetzungen wie für das Magenkarzinom. Der chronisch-ulzeröse Prozeß muß jahrelang bestanden haben, bis die Entwicklung aus der präkanzerösen Phase in die des Karzinoms ausläuft. Im übrigen bin ich – abweichend von der heute herrschenden Meinung – der Ansicht, daß auch bei der Entstehung des Kolonkarzinoms erbliche Einflüsse von Bedeutung sind, nicht nur im Sinne einer algemeinen Diathese zu Geschwulstbildungen, sondern im Sinne einer besonderen Bereitschaft zur Geschwulstentstehung gerade im Bereich des Kolons (vgl. KALK[25]).

Pankreas

Scharfe und stumpfe Bauchtraumen können zu Verletzungen des Pankreas und zur akuten Pankreasnekrose führen (s. A. W. Fischer), als Folgekrankheiten können sich Pankreaszysten und ein Diabetes mellitus entwickeln.

Die Frage des traumatischen Diabetes wird in „Das ärztliche Gutachten im Versicherungswesen" (Kapitel von H. Bartelheimer) beschrieben.

Entzündung der Bauchspeicheldrüse kann entstehen durch aszendierende Infektion vorwiegend mit Koli und Enterokokken vom Duodenum aus, falls dieses keimbesiedelt ist. Das ist der Fall bei der Achylie des Magens.

Alle Zustände, die zu einer Achylie führen, können die Entstehung einer Pankreatitis begünstigen, wie z. B. chronische Gastritis (z. B. nach Ruhr), durchgemachte schwere Dystrophie, Magenresektion. Liegt also bei einer dieser primären Erkrankungen (s. im einzelnen S. 16 und S. 47) Veranlassung vor, eine Wehrdienstbeschädigung oder Berufskrankheit anzuerkennen, so ist Anerkennung auch bei der Pankreatitis möglich bzw. notwendig.

Das Bestehen einer Cholezystitis und -lithiasis begünstigt die Entstehung einer Pankreatitis, ja auch der akuten Pankreasnekrose, vor allem in den Fällen, in denen ein gemeinsamer Ausführungsgang bzw. eine gemeinsame Mündung von Choledochus und Ductus Wirsungianus vorliegt. Ist also eine solche Cholezystitis bzw. -lithiasis als entschädigungspflichtige Krankheit anerkannt oder anzuerkennen, z. B. nach Typhus, Ruhr, Hepatitis, dann müssen auch gegebenenfalls Pankreatitis und Pankreasnekrose anerkannt werden, auch ein eventuell nachfolgender Diabetes.

Pankreatopathie kann auch zustande kommen durch toxisch-hämatogene Schädigung des Pankreas bei schweren Infektionskrankheiten: Ruhr, Typhus, Grippe, Malaria, Scharlach. Bei Scharlach fand z. B. GÜLZOW in 75% eine Diastaseerhöhung im Blut und Blutzuckererhöhung. Entwickelt sich also bei einer solchen Erkrankung eine Pankreatopathie, so kann eventuell auch die Frage des Zusammenhangs mit einer entschädigungspflichtigen Krankheit zu erörtern sein.

Schwere alimentäre Dystrophie führt zu einer Schädigung des Pankreas mit Herabsetzung der Fermentsekretion.

Bei *Hepatitis epidemica,* deren Bedeutung als entschädigungspflichtige Krankheit wir unten noch zu erörtern haben werden, ist fast immer gleichzeitig das Pankreas beteiligt, wobei sicher der Erreger auch das Pankreas selbst befällt. Ähnliches gilt für andere Viruskrankheiten, z. B. die Parotitis epidemica.

Bei der schweren Störung des Eisenstoffwechsels, der *Hämochromatose* (wir nennen sie jetzt *Siderophilie*), ist fast immer das Pankreas mit starken Hämosiderinablagerungen betroffen; dadurch entsteht dann ein Diabetes (Bronzediabetes). Erörterungen darüber, wieweit hier eine Entschädigungspflicht in Frage kommt, werden S. 112 gebracht.

Leber

Auf dem Gebiet der Leberkrankheiten sind unsere Kenntnisse im Laufe der letzten 15 Jahre außerordentlich erweitert worden. Das hat sich auch auf das Gebiet der Begutachtung sehr wesentlich ausgewirkt. Um hier die Zusammenhänge verstehen zu können, ist es notwendig, die Ergebnisse der Forschung in den letzten Jahren kurz zusammenzufassen.

Die Erweiterung unserer Kenntnisse auf dem Gebiet der Leberkrankheiten ist bedingt

1. durch die Einführung der bioptischen Methoden in die Diagnostik der Leberkrankheiten (Laparoskopie und Leberpunktion),
2. durch die Erfahrungen des letzten Krieges, der uns eine große Epidemie von Hepatitis epidemica gebracht hat,
3. durch Ausarbeitung neuer Laboratoriumsuntersuchungen und durch Tierversuche.

An Stelle des nichtssagenden Ausdrucks Hepatopathie, der nichts anderes aussagt wie „Leberschaden", konnte durch die bioptischen Methoden die Bezeichnung Hepatitis (= Leberentzündung) und Hepatose (toxisch-degenerative Erkrankung des Leberparenchyms) gesetzt werden.

Es gibt zahlreiche Formen und Ursachen der Leberentzündung (Einzelheiten bei KALK[87]).

Hepatitis

Hepatitis epidemica und Serumhepatitis

Die gewaltige Zunahme der Hepatitis in den letzten 25 Jahren, im Zweiten Weltkrieg und seit dem Krieg, war bedingt durch die sog. *Hepatitis infectiosa.* In diesem Sammelbegriff sind enthalten:

1. die Hepatitis epidemica, die die Ursache der immer wieder auftretenden großen Epidemien ist,
2. die hämatogene infektiöse Hepatitis (= Serumhepatitis).

Beide werden durch Viruserreger hervorgerufen (Virus A bei Hep. epid., Virus B bei der Serumhepatitis. Die beiden Erreger sind nicht identisch miteinander, doch wohl aber miteinander verwandt. Neuerdings ist es einer amerikanischen Forschungsgruppe (TAYLOR, RIGHTSEL, BOGGS, MCLEAN[90]) gelungen, ein Virus, das eine Hepatitis hervorruft, zu isolieren und im Elektronenmikroskop sichtbar zu machen. Mir scheint noch nicht eindeutig geklärt, ob es das Virus der Hep. epid. oder der Serumhepatitis ist. Die beiden Arten der Virushepatitis sind histologisch nicht voneinander zu trennen. Klinisch ist die Trennung ebenfalls schwer, wenn auch die Serumhepatitis im allgemeinen schwerer verläuft und auch offenbar in einem größeren Prozentsatz in chronische Hepatitis und Zirrhose übergeht.

Grundsätzlich sind beide Hepatitisarten in 2 Punkten voneinander verschieden:

1. Die Übertragung der Hep. epid. erfolgt im wesentlichen durch perorale Aufnahme des Erregers, der mit dem Stuhl der Kranken ausgeschieden wird, selten auf dem Blutweg. Die Übertragung der Serumhepatitis erfolgt parenteral mit dem Blut, bzw. Serum des Kranken, sei es, daß Blut eines Kranken, etwa bei der Blutentnahme, auf einen Hautdefekt eines anderen Menschen gerät, sei es, daß Reste von Blut oder Serum eines Kranken an einem ärztlichen Instrument (Spritze, Skalpell) haften und bei Verwendung an einem anderen Menschen auf diesen übertragen werden oder daß Krankenpflegepersonen bei der Blutentnahme eines Kranken sich selbst versehentlich mit der zur Entnahme verwendeten Nadel stechen, sei es, daß Blut eines unbemerkt erkrankten oder erkrankt gewesenen Menschen bei einer Bluttransfusion auf einen anderen übertragen wird. Die letztere Gefahr ist natürlich besonders groß, wenn bei Verwendung von Blutkonserven dieses Blut von zahlreichen Menschen stammt, bei denen immer die Gefahr besteht, daß ein Virusträger sich darunter befindet.

2. Die Inkubationszeit beider Formen von Hepatitis ist verschieden, sie beträgt bei der Hep. epid. 14–42 Tage (KALK[93] 20–40Tage, SIEDE[94] 14–35 Tage, HAVENS 14–40 Tage, v. OLDERSHAUSEN 14–42 Tage), bei der Serumhepatitis 40 bis 180 Tage (KALK 40–180 Tage, KIKUTH 60–120 Tage, HAVENS 60–160 Tage, SIEDE 45–160 Tage, s. auch S. 72). – Einzelheiten und Literatur bei E. MÜHLER und H. GROS[91].

Die Hep. epid. ist die Ursache der großen Gelbsuchtepidemien im letzten Weltkrieg, die genau besehen auch bis heute noch nicht abgeklungen ist und nicht nur Deutschland, sondern auch Polen, die Tschechoslowakei, Ungarn befallen hat (vgl. ANDERS und KIMA, ANDERS[92]), darüber hinaus aber auch andere europäische Länder und auch die USA. Die Zunahme hat dazu geführt, daß in manchen Ländern die Hep. epid. – von Masern und Scharlach abgesehen – die häufigste Infektionskrankheit überhaupt geworden ist. In Deutschland werden immer wieder von neuem kleine Epidemien beobachtet, die einzelne Städte und Kreise befallen. Darauf kann im einzelnen nicht eingegangen werden. Seit dem 18. 6. 1961 ist die Hep. infectiosa in Deutschland meldepflichtig geworden. Aber die bisher gemeldeten Zahlen entsprechen nicht entfernt den wahren Verhältnissen, da in zahlreichen Fällen die Meldungen unterbleiben. Die hämatogene infektiöse Hepatitis (Serumhepatitis) war im Kriege und in der Nachkriegszeit sehr verbreitet durch die häufigen Impfungen und mangelhafte Sterilisation der ärztlichen Instrumente. Im Krankengut der Nachkriegszeit waren im Jahre 1949 etwa 50% der Fälle von Hep. infectiosa bedingt durch die Serumhepatitis. Inzwischen ist durch die Einführung und Verbreitung wirkungsvoller Sterilisation die Häufigkeit der Serumhepatitis im Jahre 1959 auf 18% (DENNIG), bzw. 10% (KALK) zurückgegangen.

Keimfreimachung der Instrumente

Zur ausreichenden Sterilisation der ärztlichen Instrumente zur Verhütung der Serumhepatitis wäre noch folgendes zu sagen:

Es hat sich gezeigt, daß Alkoholdesinfektion nicht zur völligen Keimfreimachung der ärztlichen Instrumente ausreicht und daß es auch nicht zulässig ist, bei Injektionen von Medikamenten und Impfstoffen an mehreren Leuten lediglich die Kanüle zu wechseln und die Spritze mit Inhalt wieder zu verwenden, da Spuren von Blut in den Konus der Spritze zurücktreten können. So wurde es bei den zahlreichen Impfungen während des letzten Krieges gehandhabt, und das ist zweifellos ein Grund für die enorme Verbreitung der Hepatitis gewesen.

Heute kann man sagen, daß ein Arzt, der Alkohol allein zur Spritzendesinfektion verwendet und Instrumente in Alkohol aufbewahrt, sich ebenso eines Kunstfehlers schuldig macht wie der, der ein und dieselbe Spritze bei mehreren Kranken verwendet (auch wenn er die Kanüle wechselt), ohne die Spritze zu sterilisieren. Ebenso ist die Verwendung des sogenannten Schneppers ein Kunstfehler bei der Blutentnahme, wenn er zwischendurch nur mit Alkohol desinfiziert wird. Schnepper mit auswechselbaren Spitzen, etwa in der Form von Kanülen oder kleinen Messern, sind ebenfalls nicht ideal – ohne daß die Verwendung deshalb ein Kunstfehler wäre –, weil ja der Restteil des Schneppers nicht zwischendurch sterilisiert wird. Das beste ist die Verwendung von ausglühbaren Stahlfedern, die nach Gebrauch weggeworfen werden.

Die Sterilisation der Instrumente zur Abtötung der Erreger der Hepatitis epidemica und der Serumhepatitis sollte erfolgen entweder im Überdruck von 1 atü bei 120° über 10 Min. oder im Heißluftsterilisator bei 160° für 30 Min., dies gilt vor allem für Glasspritzen und Kanülen. Instrumente mit Dichtungen und Lötstellen (z. B. auch Leberpunktionsnadeln) kann man im Heißluftsterilisator bis höchstens 120° für 20–30 Min. erhitzen, da sie sonst Schaden erleiden.

Es ist inzwischen erwiesen, daß das Virus B nicht, wie man ursprünglich glaubte, eine größere Hitzebeständigkeit hat als das Virus A.

Hahn[95] hat geltend gemacht, daß bei vorheriger gründlicher Reinigung mit Bürste und Seife das übliche Auskochen bei 100° über 20 Minuten unter Sodazusatz durchaus ausreichend sei.

Er hat gezeigt, daß bei Verwendung dieses Verfahrens in seiner Klinik kein Fall von Serumhepatitis mehr vorgekommen ist. Wir neigen dazu, dem beizustimmen, denn auch in unserer Klinik wurden zeitweise beide Verfahren nebeneinander angewandt, ohne daß Fälle von Hepatitisübertragung dabei beobachtet wurden; wir sind aber in den letzten Jahren ganz zur Sterilisation mit Heißluft bei 160–180° für 30 Minuten aus Sicherheitsgründen übergegangen.

Im übrigen kann man in der allgemeinen Praxis dem Arzt nur raten, aus Sicherheitsgründen grundsätzlich die Heißluftsterilisation zu verwenden, weil ja doch das Hahnsche Verfahren steht und fällt mit der Gründlichkeit der mechanischen Reinigung der Instrumente, die im allgemeinen nicht immer gewährleistet ist. Die Herstellung auch kleiner Sterilisationsapparate für die Praxis mit der Möglichkeit der Heißluftsterilisation erleichtert die einwandfreie Sterilisation. Auch zahnärztliche Instrumente sollten so behandelt werden, da Fälle von Serumhepatitis nach zahnärztlicher Behandlung bekannt geworden sind.

Über die Infektiosität der Hepatitis infectiosa

Es hat sich inzwischen einwandfrei herausgestellt, besonders durch die Bestimmung der Fermente, insbesonders der Transaminasen im Serum, daß ein ganz erheblicher Teil der Fälle von Hep. epid. mit ganz geringer, leicht übersehbarer Gelbsucht oder ganz ohne Gelbsucht verläuft. Die Zahlen dafür liegen bei 50–75%, wobei die hohen Zahlen vor allem für Kinder gelten. Es ist also durchaus möglich, daß ein Kranker mit einer Hep. epid. zwar eine reguläre Inkubationszeit durchmacht, daß die Hep. zunächst nicht bemerkt wird, da sie anikterisch verläuft und erst später manifest gelb wird. Dann erscheint fälschlicherweise die Inkubationszeit verlängert. Oder eine andere Möglichkeit: der erste Schub einer Hep. verläuft anikterisch, wird nicht bemerkt. Nach einigen Monaten erfolgt ein zweiter Schub mit Ikterus. Dieser wird fälschlicherweise für den Beginn der Hepatitis gehalten. In Wirklichkeit entdeckt man dann im Leberpunktat, daß es sich nicht um eine akute, sondern um eine ältere subchronische oder schon chronische Hepatitis handelt. Eine weitere Frage ist die, wie lange eine Hepatitis infektiös ist. Bei dem Virus A (also der Hep. epid.) sind Stühle, Duodenalsaft, Serum infektiös und können sowohl peroral wie auch parenteral eine Hep. epid. übertragen. Die Infektiosität besteht bereits 8–21 Tage vor dem Erscheinen der Gelbsucht. In diesem Stadium und unmittelbar nach Ausbruch der Gelbsucht ist die Infektiosität am stärksten, etwa 3–4 Wochen nach Ausbruch des Ikterus ist sie im allgemeinen erloschen. Zu diesem Zeitpunkt können dann auch Fälle von Hep. epid., die bestimmungsgemäß im Krankenhaus (und zu Hause) isoliert werden müssen, auf eine Allgemeinstation verlegt werden. Davon gibt es Ausnahmen: so ist z. B. von BENNETT und Mitarbeitern[96] nachgewiesen worden, daß in manchen Fällen noch nach 1 Jahr das Virus A im Stuhl nachweisbar war. Interessant ist der Patient von CREUTZFELD und Mitarbeitern[97], der bei einer offenbar durch Virus A bedingten postnekrotischen Zirrhose als Blutspender mindestens 8 Patienten durch Bluttransfusionen innerhalb von 10 Jahren infizierte. Es gibt also bei bzw. nach Hepatitis mit Virus A sicher Virusträger im Blut über Jahre und Jahrzehnte hinaus. Die Frage, ob es wirklich echte Virusdauerausscheider im Stuhl nach Hepatitis gibt, ist bis heute noch nicht sicher entschieden.

Die Hep. epid. (Virus A) hinterläßt eine gewisse *Immunität*, über deren Dauer nichts bekannt ist. Zweitinfektionen sind beobachtet, allerdings nur mit einer Häufigkeit von etwa 5% (GOULD[98]). Zwischen Virus A und Virus B besteht keine gekreuzte Immunität. So erklärt sich manche „falsche" Zweitinfektion, wie wir sie wiederholt beobachten konnten. Ein Mann macht im Kriege eine Hep. epid. durch. 20 Jahre später wird er operiert unter Gabe von großen Bluttransfusionen, einige Monate später erscheint eine Gelbsucht. Sie wird verständlicherweise auf die Hepatitis im Kriege bezogen. In Wirklichkeit handelt es sich um eine Neuerkrankung an Serumhepatitis, die mit der Hepatitis im Kriege nichts zu tun hat. Dementsprechend zeigt das Leberpunktat eine frische akute Hepatitis. Auch das umgekehrte kommt vor: Im Kriege Serumhepatitis, nach dem Kriege Gelbsucht im Rahmen einer neuen Epidemie. Sobald es gelungen sein wird, den Erreger A und B zu züchten und evtl. serologisch zu diagnostizieren, werden viele solche unklaren Fälle geklärt werden können. Die *Serumhepatitis (Virus B)* kann offenbar nur parenteral, nicht peroral übertragen werden. Bei ihr scheint die Immunität wesentlich kürzer zu sein, etwa bis zu einem Jahr (NEEFE[99]).

Wir sprachen oben schon von der Gefahr der Serumhepatitis nach Bluttransfusionen, vor allem bei gepooltem Plasma. Im allgemeinen wird angegeben, daß es in 4% der Bluttransfusionen zum Auftreten einer Serumhepatitis kommt. Die Zahl scheint mir zu klein, sie hängt ja auch ab von der Häufigkeit der Transfusionen und der Menge transfundierten Blutes. Wir haben z. B. bei Untersuchungen über die Lebererkrankungen nach Magenoperationen festgestellt, daß bei 50 Fällen von Hepatitis und Zirrhose nach Billroth-II-Operation 4 Fälle auf eine Serumhepatitis zurückzuführen waren. Unserer Ansicht nach wird die Häufigkeit der Serumhepatitis nach Bluttransfusionen und Operationen mit Transfusionen unterschätzt. Wenn 5 Monate nach einer Operation bzw. Transfusion eine Gelbsucht erscheint, denken Arzt und Patient nicht mehr an die Transfusion als Ursache. Von anderen Autoren werden auch Häufigkeitszahlen von 4,5–12,2% genannt. Die Zahlen hängen ja auch davon ab, wieviel Spender am Sammelplasma beteiligt waren.

Hier ist vielleicht noch wichtig der Hinweis, daß die Hepatitis nicht nur durch Blut und Blutplasma übertragen werden kann, sondern auch durch menschliches Thrombin, Fraktion IV des Plasmas und durch die antihämophile Fraktion des Plasmas, aber nicht durch gamma-Globulin (POPPER und SCHAFFNER[100]).

Hepatitis infectiosa als Berufskrankheit

Die Tatsache, daß es sich sowohl bei der Hepatitis epidemica wie bei der Serumhepatitis um eine übertragbare Krankheit handelt, hat dazu geführt, daß in letzter Zeit die Fälle sich häufen, in denen die übertragbare Gelbsucht bei Ärzten, Pflegepersonal und Laboranten als Berufskrankheit gemeldet und Entschädigungsansprüche gestellt werden. Dazu ist zu sagen, *daß zweifellos beim Personal in Krankenhäusern und Laboratorien und bei an der Blutbank Beschäftigten die Fälle von infektiöser Hepatitis gehäuft* vorkommen. Entsprechendes wurde aus Nordamerika von

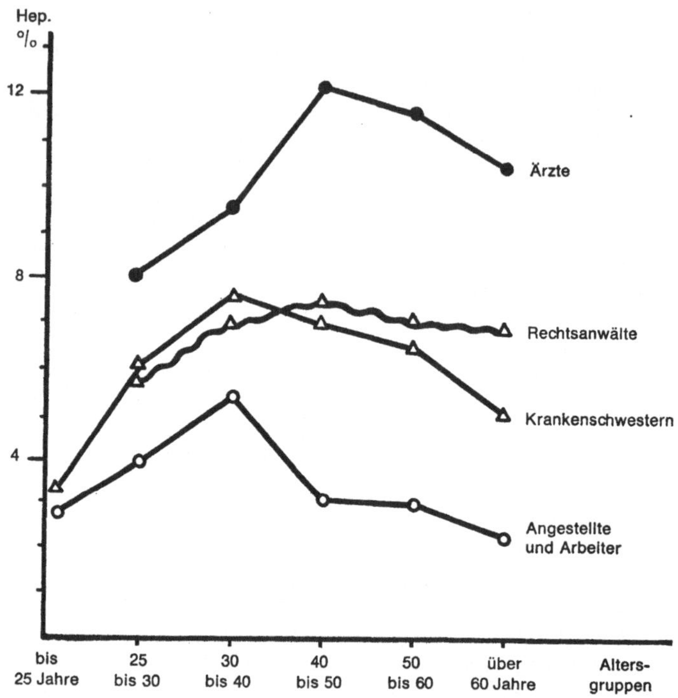

Abb. 3: Häufigkeit der Hepatitis bei verschiedenen Berufen in bestimmten Altersklassen nach MADSEN[104]

LEIBOWITZ und Mitarbeitern[101], KUH und WARD[102] u. a., aus Dänemark von RYSSING und DAHL, aus Norwegen von GAUSTADT, aus Schweden von STROMBECK[103] berichtet, und das entspricht ganz unseren Erfahrungen, obwohl wir die Hepatitiskranken auf einer besonderen Station unterbringen und das Personal dieser Station zur Vorsicht erzogen ist. STROMBECK fand bei einer Umfrage bei 4030 Ärzten in Schweden eine Häufigkeit der Hepatitis von 14,5%, wobei auffällig war, daß Allgemeinpraktiker sehr viel seltener erkrankten als Krankenhausärzte. GAUSTADT stellte fest, daß 27% der Laboratoriumsschwestern, aber nur 2,5% der anderen Schwestern an Hepatitis erkrankten. MADSEN[104] fand in Dänemark bei einer Rundfrage bei 4458 Ärzten und 1862 Rechtsanwälten in 6 Kopenhagener Krankenhäusern und bei 2190 Arbeitern und Angestellten die nachstehend folgenden Häufigkeits- und Alterswerte (s. Abb. 3). Ärzte sind also mit 12% in der Altersgruppe von 40–50 Jahren weitaus am häufigsten befallen und überragen in allen Lebensjahren die anderen Berufe ganz wesentlich an Häufigkeit. Schwestern waren trotz des Umganges mit Urin und Faeces viel seltener (7,5% in der Altersgruppe von 30–40 Jahren) erkrankt. Im Krieg waren übrigens Offiziere bei den Engländern und Amerikanern 4–7mal häufiger erkrankt (oder krank gemeldet?) als Mannschaften.

In Deutschland berichtete HAHN, daß Ärzte und Schwestern des Krankenhauses Mannheim 52mal so häufig an Hepatitis erkrankten wie die nicht in Heilberufen tätigen Personen. HOFMANN[105] gibt für Leipzig eine 20fache Häufigkeit an. Internisten sind häufiger betroffen als Chirurgen, beide zusammen häufiger als z. B. Pathologen. Bei diesen hohen Zahlen von 52facher und 20facher Häufigkeit ist jedoch zu berücksichtigen, daß sie in Zeitabschnitten gewonnen sind, in denen eine allgemeine Hepatitisepidemie herrschte und daher der Anteil von Hepatitiskranken auch in den Kliniken besonders hoch war. Unserer Meinung nach dürfen sie nicht generell angewandt werden; denn Hahn hat z. B. gezeigt, daß nach Abklingen der Hepatitisepidemie in Mannheim auch die Erkrankungshäufigkeit unter dem Personal sofort zurückging. Für „Normalzeiten" scheint uns nach unseren Erfahrungen eine 20- oder gar 50fache Gefährdung des Krankenhauspersonals nicht gegeben (siehe S. 75 auch POPPER und RABE). JUNGK[106] hat der Frage Hepatitis und Berufskrankheit eine besondere Arbeit gewidmet. Dort finden sich wesentliche Zahlen der Landesarbeitsärzte über die Hepatitis als Berufskrankheit:

Meldungen an Hepatitis	gemeldet	davon als Berufskrankheit anerkannt
Sachsen 1947–1951	101	91
Thüringen 1950–1951	16	16
Mecklenburg 1951	1	1
Berlin (Ostsektor) 1951/52	11	1
Niedersachsen 1949–1950	76	71
Westfalen 1946–1949	8	8
Nordbaden 1949–1950	30	30
Bayern	3	3

Diese Zahlen zeigen, daß in der Anerkennung der Hepatitis als Berufskrankheit sehr uneinheitlich verfahren wird.

Popper und Rabe[107] überblicken sämtliche in Wien seit 1959 als Berufskrankheiten gemeldeten Hepatitisfälle. Die Häufigkeit der Hepatitis betrug im Jahresdurchschnitt bei Ärzten 10,2%, bei Krankenschwestern 4,9%. Vergleichszahlen der übrigen Bevölkerung Wiens zur gleichen Zeit: Männer 1,4%, Frauen 1,3%. Interessant ist bei diesem Material die Verteilung auf die Fachdisziplinen in den Krankenhausabteilungen: in 3 Jahren erkrankten 38 Internisten, 10 Hals-Nasen-Ohren-Ärzte, 7 Chirurgen, 5 Pathologen und 5 Ärzte auf anderen Abteilungen. Hierbei fällt die besonders hohe Zahl von Otolaryngologen auf (worauf bisher noch nicht hingewiesen war). Interessant ist eine Arbeit von Langer und Wilde[108], und zwar deshalb, weil sie die besondere Gefährdung und Häufigkeit der Hepatitis als Berufskrankheit bei Chirurgen betonen, während ja im allgemeinen die Meinung besteht, daß gerade die Internisten besonders gefährdet sind. Hier liegen aber offenbar besondere Verhältnisse in der Chirurgischen Klinik in Jena vor, insofern, als diese Klinik einen großen Durchgang in einer Poliklinik hat, wobei unter unklaren Bauchfällen offenbar eine Häufung von Hepatitiskranken im präikterischen Stadium bestand, in dem ja bekanntlich die Infektiosität besonders groß ist (12% der in Jena behandelten Hepatitiskranken hatten unter anderer Diagnose die Chirurgische Klinik passiert). Die Häufung der Hepatitis gerade auch beim medizinischen Personal geht auch aus den Zahlen dieser Autoren hervor: In den Jahren 1956–1961 erkrankten im Stadtkreis Jena 1417 Personen an Hepatitis. 754 waren Kinder unter 14 Jahren. Von den restlichen 663 Fällen gehörten 94 dem medizinischen Personal an (davon 13 Ärzte). Außerdem erkrankten 26 in Kindergärten als Säuglingspflegerinnen, Kindergärtnerinnen tätige Personen. Die Epidemien, die in den letzten Jahren in der Bundesrepublik aufgetreten und beobachtet sind, zeigten es ja auch, daß im jetzigen Stadium der Hepatitisepidemiologie die Epidemien vorwiegend Kinderepidemien sind und die Hepatitis gerade von dort aus auf Personal von Kindergärten und Lehrer übergreift. Für diese Berufe kommt also auch durchaus die Anerkennung der Hepatitis als Berufskrankheit in Frage.

Das Laboratoriumspersonal nimmt zweifellos seine Sonderstellung ein, da bei ihm eine Gefährdung durch virushaltiges Blut und Galle besonders groß ist. Deshalb wird man auch beim Laboratoriumspersonal auf den direkten Nachweis einer Infektionsquelle als Bedingung für die Anerkennung als Berufskrankheit verzichten können.

Allgemeine Richtlinien bei der Begutachtung von Hepatitiserkrankungen als Berufskrankheit

Folgende allgemeine Gesichtspunkte für eine Berufsinfektion mit dem Hepatitisvirus müssen berücksichtigt werden:

1. Es ist unbedingt notwendig, daß bei demjenigen, bei dem eine Anerkennung als Berufskrankheit gefordert wird, festgestellt wird, ob überhaupt eine Hepatitis infectiosa besteht, bzw. bestanden hat.

   Das klingt selbstverständlich, ist es aber durchaus nicht: Seit der Anerkennung der Hepatitis als Berufskrankheit wird immer wieder versucht, Oberbauchbeschwerden, insbesondere Gallenwegsbeschwerden, als Hepatitis zu deklarieren, besonders dann, wenn ein Ikterus bestanden hat (der in Wirklichkeit ein Verschlußikterus bei Cholelithiasis war bzw. eine Cholangitis). Für solche Fälle muß unbedingt eine genaue klinische Untersuchung, insbesondere auch mindestens eine Leberpunktion, gefordert werden.

Es ist auch der Nachweis zu fordern, daß tatsächlich eine akute Neuerkrankung vorliegt und nicht etwa das Rezidiv einer früher durchgemachten oder latenten chronischen Hepatitis, die jetzt als akute Erkrankung imponiert.

2. Ärzte, Laboratoriums- und Krankenpflegepersonal sind ganz allgemein stärker exponiert als die übrige Bevölkerung.
3. Die in den Heilberufen Tätigen sind keineswegs gleichmäßig gefährdet. Am stärksten exponiert sind klinische Internisten, danach die Chirurgen, Pathologen, das Laboratoriumspersonal und vom Krankenpflegepersonal alle diejenigen, die direkten Kontakt mit den Infektionskranken und deren Ausscheidungen haben.
4. Die besondere Häufung der Hepatitis infectiosa bei den oben erwähnten Angehörigen der Heilberufe läßt es gerechtfertigt erscheinen, daß man einerseits nicht mehr in jedem Einzelfall den genauen Nachweis der Infektionsquelle verlangt, wie wir das früher noch gefordert hatten. Andererseits ist nach dem Wortlaut der 6. Berufskrankheitenverordnung vom Gesetzgeber noch nicht daran gedacht, generell jede Hepatitiserkrankung bei den obengenannten, besonders gefährdeten Berufen ohne Prüfung der näheren Umstände als Berufskrankheit anzuerkennen. Wenn man auch auf Grund der oben dargelegten Schwierigkeiten nicht in jedem Falle den Kontakt mit einer nachweisbaren Inkubationszeit wahrscheinlich machen kann, *so müssen doch andererseits die besonderen beruflichen Umstände geprüft werden.* Die oft geäußerte pauschale Ansicht, daß klinisch nicht erkrankte Virusträger bzw. -ausscheider als Infektionsquelle in Betracht kommen könnten, genügt jedenfalls nach meiner Auffassung für die Anerkennung nicht, zumal nach den bisherigen Beobachtungen die Zahl der

Virusträger in Deutschland sehr gering zu sein scheint (HAHN spricht von 0,4% der Gesamtbevölkerung).

Eine größere Elastizität ist hinsichtlich der möglichen Inkubationszeiten angebracht. ROEMER[109] weist darauf hin, daß es von den von der Weltgesundheitsorganisation 1953 angegebenen Inkubationszeiten für Hepatitis epidemica von 15–40 Tagen, für Serumhepatitis von 60 bis 160 Tagen Ausnahmen gibt, so z. B. bei Hepatitis epidemica bis zu 56 Tagen (nach WARD und KRUGMANN[110]), bei durch infektiöses Blut übertragenen Hepatitiden kürzere Inkubationszeiten von weniger als 40 Tagen (nach ALLEN und LAYMAN[110]) und längere Inkubationszeiten bis zu 230 Tagen. Unter diesen Umständen wird im Einzelfall eine Unterscheidung zwischen Hepatitis epidemica und Serumhepatitis mit Sicherheit kaum möglich sein. Trotzdem haben wir Bedenken gegen die allzu großzügige Auslegung von BRÜHLMEYER[111], der schreibt: „Man muß also jedem, der den genannten Berufsgruppen angehört und insbesondere klinisch tätig ist, zubilligen, daß seine Erkrankung mit weitaus überwiegender Wahrscheinlichkeit beruflich erworben wurde."

Es müßte immerhin doch in jedem Fall eindeutig nachgewiesen werden, *daß der Betreffende wirklich an einer Hepatitis infectiosa erkrankt ist bzw. war und daß seine dienstliche Tätigkeit so war, daß damit die Wahrscheinlichkeit eines Kontaktes bzw. einer Infektion an Hepatitiskranken gegeben war.*

Hepatitis epidemica und Wehrdienstbeschädigung

Die Hepatitis epidemica muß als Wehrdienstbeschädigungsleiden anerkannt werden, wenn sie während des Wehrdienstes im Kriege durchgemacht wurde, weil

1. während des Krieges ausgesprochene Epidemien von Hepatitis epidemica bei der Wehrmacht und auf den verschiedenen Kriegsschauplätzen auftraten,

2. weil durch das enge Zusammenleben und die schlechten hygienischen Verhältnisse die erhöhte Möglichkeit zur Ansteckung gegeben war,
3. weil durch verstärkte körperliche Anstrengung und durchgemachte andere Kriegskrankheiten, schweren Infektionskrankheiten, langdauernde Eiterungen, alimentäre Dystrophie, z. B. Ruhr, die Anfälligkeit des Organismus gegenüber dem Hepatitisvirus erhöht war,
4. weil durch die gehäuften Impfungen (s. S. 69) eine erhöhte Möglichkeit der Infektion mit dem Erreger der hämatogenen infektiösen Hepatitis (Serumhepatitis) gegeben war.

Es besteht eine deutliche Beziehung zwischen der Schwere des Verlaufes einer Hepatitis epidemica und dem Allgemeinzustand. Bei alimentärer Dystrophie verläuft die Hepatitis besonders schwer und neigt zum Übergang in die weiter unten zu schildernden Zustände der Lebernekrose (Leberdystrophie) einerseits und in die Zirrhose andererseits. *Bemerkenswert ist dabei, daß auch im Anschluß an eine durchgemachte Dystrophie diese Anfälligkeit für Hepatitis und besonders ihre Folgekrankheiten noch lange Zeit bestehen bleibt.* So haben wir häufig Heimkehrer erlebt, die bisher von der Hepatitis verschont, sich erst bei ihrer Rückkehr nach Deutschland an einem bekannten Hepatitisherd (z. B. im Lager Frankfurt/Oder) oder in ihrer Heimat infizierten und bei denen die Hepatitis unaufhaltsam trotz aller ärztlichen Bemühungen in die Zirrhose überging. Dabei lag die Dystrophie bei ihnen schon längere Zeit zurück. Wir haben den Eindruck, daß diese erhöhte Anfälligkeit zum bösartigen Verlauf der Hepatitis nach Dystrophie noch jahrelang anhält. *Auch für diese Leute gilt die Notwendigkeit, die Hepatitis epidemica und ihre Folgekrankheiten noch als Wehrdienstbeschädigung anzuerkennen, auch wenn sie erst nach ihrer Rückkehr erkrankten.* Es müssen aber für die Anerkennung einer erst nach der Gefangenschaft aufgetretenen

Hepatitis als Wehrdienstbeschädigung bestimmte Voraussetzungen erfüllt sein (vgl. KALK[112]):

1. eine nachweisbare, längere und schwerere Zeit der Unterernährung oder anderer leberschädigender Einflüsse (chronische Infektionen),
2. Brückensymptome, die auf einen mutmaßlichen Leberschaden hindeuten, wie z. B. Inappetenz, Mattigkeit, Druckbeschwerden im rechten Oberbauch, Meteorismus, Störungen des Stuhlganges, fühlbare Leberschwellung,
3. Entstehung der Hepatitis in einem Zeitraum nach der Entlassung aus Gefangenschaft, innerhalb dessen mit der Fortdauer eines alimentären Leberschadens gerechnet werden kann. Dieser Zeitraum dürfte im allgemeinen mit 2–3 Jahren, höchstens mit 4–5 Jahren zu bemessen sein,
4. besonders schwerer Verlauf der Hepatitis mit nachweisbarem Restschaden.

Bei solchen Fällen einer Erkrankung an Hepatitis nach dem Abschluß des Wehrdienstes bzw. nach Gefangenschaft ist zu berücksichtigen, daß diese Erkrankung nur scheinbar nach dem Wehrdienst zum erstenmal aufgetreten sein kann: In Wirklichkeit geschah die Infektion bereits während des Wehrdienstes, verlief anikterisch oder nur mit geringer Gelbsucht, heilte nicht völlig aus und rezidivierte erst nach dem Wehrdienst, bzw. ging zunächst unbemerkt in die chronische Hepatitis über und wurde erst dann wieder manifest mit Ikterus und anderen klinischen Zeichen der chronischen Hepatitis bzw. der Zirrhose. Wir müssen ja annehmen – und zahlreiche klinische Beobachtungen haben das gezeigt –, daß in manchen Fällen eine Hepatitis nach einem frischen Infekt nicht ausheilt und jahrelang völlig latent auch ohne deutliche Brückensymptome weiterläuft und dann erst mit massiven Symptomen einer chronischen Hepatitis, ja gar einer Zirrhose in Erscheinung tritt. In solchen Fällen kann die Biopsie als Laparoskopie und Leberpunktion Klarheit bringen, denn häufig kann man daraus doch ersehen, wie alt ein solcher Prozeß ist, ob es sich um eine frische akute Hepatitis handelt oder um einen älteren oder alten chronischen Prozeß (siehe hierzu auch BURGMANN). Neuerdings ist in einem Erlaß des Bundesministers für Arbeit und Sozialordnung vom 31. 10. 1963 dem Rechnung getragen worden: Bei ehemaligen Kriegsgefangenen, die an Dystrophie oder leberschädigenden Infektionskrankheiten erkrankt waren und bei denen nach mehreren Jahren – auch ohne nachweisbare Brückensymptome – ein *fortgeschrittener* Leberschaden festgestellt wird, kann der ursächliche Zusammenhang mit schädigenden Erkrankungen der Gefangenschaft anerkannt werden, wenn für das Leberleiden und die damit verbundenen Begleitkrankheiten, außer der Dystrophie oder den genannten Infektionskrankheiten, keine begründete medizinische Ursache besteht.

Im übrigen wird – das sei auch hier bereits im Hinblick auf die noch zu erörternden Folgen der Hepatitis betont – bei Begutachtung oft der Fehler gemacht, nur die Verhältnisse in russischen und eventuell noch jugoslawischen Gefangenenlagern zu berücksichtigen. Es wird dabei vergessen, daß auch die Westmächte in ihren Lagern 1945 nach Kriegsende die Gefangenen oft monatelang hungern ließen, obwohl gerade die amerikanischen Physiologen ganz ausgezeichnet über den Kalorien-, Eiweiß- und Vitaminbedarf unterrichtet waren. Besonders bekannt sind in dieser Beziehung zwei Lager in Belgien und die Verhältnisse in französischen Lagern, nachdem die Amerikaner die deutschen Gefangenen den Franzosen übergeben hatten. Auch in den deutschen Konzentrationslagern herrschten, besonders in den letzten 2 Jahren des Krieges, schwerste Hungerzustände mit Dystrophie. Das alles ist bei der Begutachtung sowohl von ehemaligen Kriegsgefangenen wie von ehemaligen Insassen der Konzentrationslager zu berücksichtigen.

Dauer, Ausheilung und Letalität der akuten Hepatitis infectiosa

Ehe wir zu den Folgezuständen der Hepatitis übergehen, soll hier noch einiges gesagt werden über die Dauer und Ausheilung der akuten Hepatitis. Eine ohne Komplikationen verlaufende Hepatitis infectiosa heilt klinisch frühestens in 6 Wochen ab, häufiger beträgt die Krankheitsdauer bis 8 Wochen, seltener bis zu 12 Wochen. Klinische und histologische Heilung sind nicht identisch.

Wann ist klinisch eine Hepatitis abgeheilt? Man muß zu einer klinischen Ausheilung verlangen: Der Ikterus soll verschwunden sein, die Leberfermente im Serum, vor allem die Transaminasen, sollen völlig normalisiert sein, ebenso die Serumlabilitätsteste mit Ausnahme der Thymolprobe, die manchmal noch etwas nachhinkt. Die Bromthaleinprobe soll keine Retention über 10% nach 45′ zeigen, die Serumbilirubinwerte (Gesamtbilirubin) sollen höchstens 1 mg% betragen (über die posthepatitische Hyperbilirubinämie s. S. 91). Im Urin soll kein Bilirubin, Urobilin, Urobilinogen mehr nachweisbar sein. Gerade hierbei empfiehlt sich zum Nachweis des Restbilirubins im Urin die von KALK-WILDHIRT angegebene Methylenblauprobe. Das wichtigste aber ist der Palpationsbefund im Oberbauch: Leber und Milz sollen von normaler Größe und Konsistenz sein. Eine Leber, die sich noch vergrößert und verhärtet zeigt, ist noch nicht ausgeheilt, auch wenn sämtliche Leberfunktionsproben negativ ausfallen. Das zeigt immer wieder die bioptische Kontrolle durch Leberpunktion in solchen Fällen. Das ist wichtig gerade auch für die Feststellung der Arbeitsunfähigkeit. Bei Fortdauer der Verhärtung der Leber sollte unbedingt eine Krankenhausaufnahme mit Leberpunktion erfolgen. Klinische Heilung und histologische Heilung gehen nicht miteinander konform. Im Leberpunktat sind 8 Wochen meist der früheste Termin, an dem man von Ausheilung sprechen kann, und gar nicht selten kann man erst nach 12 Wochen von Heilung sprechen. Während der floriden Hepatitis besteht Arbeitsunfähigkeit und MdE von 100% für 4–6 Wochen. Ich bin der Meinung, daß man darüber hinaus im allgemeinen noch weitere 4 Wochen eine Einschränkung der Arbeitsfähigkeit und auch eine MdE von 50% anerkennen sollte. Das sind aber nur Anhaltspunkte. – Schwere und Dauer der Hepatitis im Einzelfall zwingen zu Modifikationen. Leichte, nur histologisch nachweisbare Restzustände nach Hepatitis, die man klinisch meist auch nicht mehr, sondern nur im Leberpunktat erkennen kann, beurteilen wir im allgemeinen mit einer Erwerbsminderung von 30% (s. auch E. MÜHLER und H. GROS[91]).

Die Letalität der akuten Hepatitis epidemica beträgt im Durchschnitt, der an großen Zahlen gewonnen ist, 0,2% und ist vom Alter abhängig. Im Säuglingsalter ist die Letalität höher, im Kindesalter niedriger. Nach dem 25. bis 30. Lebensjahr steigt die Letalität mit zunehmendem Alter erheblich an und erreicht nach dem 60. Lebensjahr Werte von 0,65% bis 1,0 bzw. 1,5% (Einzelheiten bei KALK[93, 113]). Die Letalität der Serumhepatitis ist höher und liegt etwa bei 4–6% (KALK[113]). Auch heute tauchen von Zeit zu Zeit immer wieder einmal Epidemien von Hepatitis epidemica auf mit auffallend hoher Letalität von 25–35% und mehr (Einzelheiten bei KALK[113]), ohne daß man einen anderen Grund dafür finden könnte, als den Genius epidemicus (besondere Virulenz des Erregers), der sich auch darin zeigt, daß in manchen Epidemien besondere Verlaufsformen überwiegen, z. B. die Häufung von Hepatitiden mit cholostatischem Einschlag.

Folgezustände der Hepatitis infectiosa (Abb. 4, S. 85)

Beschwerdefrei und völlig ausgeheilt, auch histologisch, werden nach überstandener Hepatitis acuta etwa 80%. Bei etwa 10% geht die Hepatitis infectiosa in die chronische Hepatitis über, wovon auch etwa 7–8% ausheilen und 2–3% in die Zirrhosen übergehen. Der Rest von weiteren 10% zeigt zwar eine anatomische Ausheilung, leidet aber an anderen Folgezuständen (posthepatitische Hyperbilirubinämie, erworbener hämolytischer Ikterus, Cholecystitis, Cholelithiasis, Gastroduodenitis, posthepatitische Fermentschwäche des Pankreas).

Für die Begutachtung der Hepatitis infectiosa und ihrer Folgezustände ist wichtig zu wissen, daß es Fälle von Hepatitis epidemica gibt, die ohne jede oder kaum merkbare *Gelbsucht* verlaufen (bei Epidemien 50–70%, s. S. 71), dabei aber im Leberpunktat die eindeutigen histologischen Zeichen einer akuten Hepatitis aufweisen. Der Ikterus ist also kein obligatorisches Symptom der akuten Hepatitis (vgl. KALK[93]). Wenn man auch im allgemeinen sagen kann, daß die Stärke des Ikterus ein Maß der Schwere des histologischen Befundes und der Schwere der Krankheit ist, so

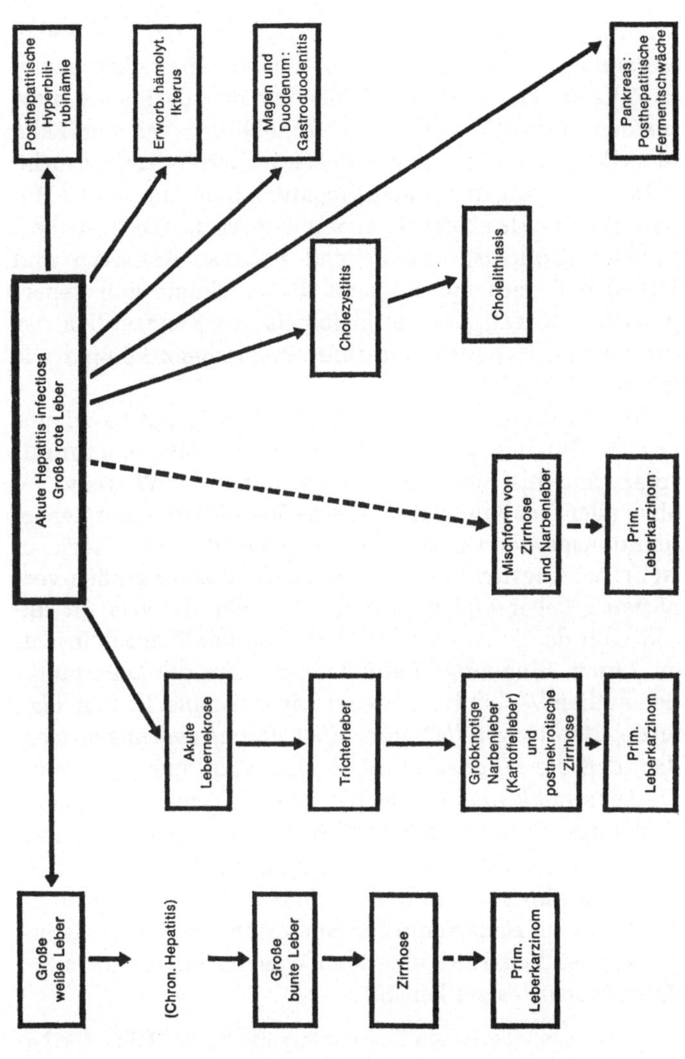

Abb. 4: Folgezustände der Hepatitis infectiosa

gibt es davon doch Ausnahmen. Selbst bei der schwersten Verlaufsform der Hepatitis, der akuten Lebernekrose, gibt es Fälle mit geringem oder fehlendem Ikterus. Bei der chronischen Hepatitis verläuft ein erheblicher Teil der Fälle ohne Ikterus oder mit nur *zeitweise auftretender Gelbsucht*.

Der Übergang der akuten Hepatitis in die chronische Hepatitis läßt sich eindeutig anatomisch verfolgen im Leberpunktat (ROHOLM, KRARUP und IVERSEN, AXENFELD und BRASS) und auch mit Hilfe der Laparoskopie und Leberpunktion (KALK). Auf die histologischen Kennzeichen der chronischen Hepatitis und ihrer Progredienz können wir hier nicht eingehen.

Für die Begutachtung der chronischen Hepatitis scheint uns der Hinweis wichtig, daß ein Teil der Fälle von chronischer Hepatitis (etwa 25%, s. bei KALK und WILDHIRT[114]) ohne oder fast ohne pathologische Veränderung der Leberfunktionsproben verläuft. Richtunggebend für die Diagnose ist am wichtigsten der Palpationsbefund einer großen verhärteten Leber und auch evtl. Milz, ein Hinweis für die Aktivität des Prozesses das Verhalten der Transaminasen im Serum. Eindeutige Befunde ergibt nur die Leberpunktion evtl. in Verbindung mit der Laparoskopie. Es muß *also in Begutachtungsfällen unbedingt darauf gedrungen werden, daß die bioptischen Methoden, zum mindesten aber die Leberpunktion, durchgeführt werden*, nur sie ergeben eindeutige Befunde hinsichtlich der Schwere, Aktivität, Ausheilung und Prognose einer Hepatitis. Es gibt, das fällt bei Begutachtungen auf, eine erhebliche Zahl von Leuten, die noch eine Dauerrente für eine chronische Hepatitis beziehen, bei denen sich aber kein krankhafter anatomischer Befund mehr feststellen läßt.

Bei der systematischen Durchuntersuchung mit Hilfe der Leberpunktion fällt auf, daß es eine erhebliche Zahl von Kranken gibt, die im Punktat eine chronische Hepatitis aufweisen, ohne daß klinisch jemals eine Gelbsucht durchgemacht wurde. In dem von WEPLER[115] bearbeiteten Punktionsmaterial unserer Klinik war das in 41% der Punktate der Fall. Das läßt sich nicht nur dadurch erklären, daß eine anikterische Hepatitis überstanden wurde. Es taucht die Frage auf, ob es nicht eine primär chronische Hepatitis gibt, die nicht allein durch eine überstandene Virushepatitis verursacht wurde. Fettlebern in einem gewissen Stadium, Folgezustände einer toxischen Schädigung, also von Hepatosen, können das histologische Bild einer chronischen Hepatitis bieten, so daß man in solchen Fällen von einer toxischen (chronischen) Hepatitis sprechen muß.

Bei der Frage, ob nun wirklich eine echte Virushepatitis überstanden wurde, die zu den Folgezuständen geführt hat, hilft häufig die Laparoskopie weiter. Die Mehrzahl der Fälle mit überstandener Virushepatitis bietet im Laparoskop mehr oder weniger ausgedehnte Gebiete mit Verdickung des Serosaüberzuges der Leber.

Für die Begutachtung ist wichtig die Frage, ob es Gründe gibt, die eine Ausheilung einer akuten Hepatitis verhindern (Einzelheiten bei KALK[116]). Als solche wären anzuführen: besondere Virulenz der Erreger (genius epidemicus), verminderte Resistenz des Organismus (Schädigung durch Hungerzustände oder durch bestehende oder vorausgegangene Infektionen), Schädigung durch toxisch wirkende Substanzen (Alkohol, Schlafmittel, Arsen und andere Gifte, wie z. B. Tetrachlorkohlenstoff; Einzelheiten s. unter toxische Leberschädigung), ungenügende Behandlung, mangelhafte Bettruhe, zu frühzeitige körperliche Betätigung — alles Momente, die unter Kriegsverhältnissen und in Notzeiten besonders in Frage kommen.

Eine der wichtigsten und gefürchtetsten Folgezustände der Hepatitis ist die Zirrhose. Der Übergang der akuten Hepatitis über die chronische Hepatitis in die Zirrhose ist durch fortlaufende Punktionen sichergestellt.

Zirrhose

Zur Zirrhose wäre folgendes für den Gutachter wichtiges zu sagen: Als Zirrhose bezeichnet man ganz allgemein einen mit Bindegewebsvermehrung einhergehenden Prozeß, der zum Umbau der normalen Leberstruktur führt; diese beruht normalerweise auf dem Leberläppchensystem, das eine funktionelle Einheit darstellt. Bei der Zirrhose wird das Läppchen zerstört durch Einlagerung von Bindegewebe, und es bleiben vom Leberparenchym nur von Bindegewebe umgebende Pseudoacini. In dem Augenblick, in dem Pseudoacini auftreten, kann man nicht mehr von chronischer Hepatitis sprechen, sondern muß schon die Bezeichnung Zirrhose wählen. Zum Begriff der Zirrhose gehört weiterhin neben dem pseudoazinösen Umbau eine *Entzündung*, die sich im Bindegewebe und auch innerhalb der Acini bzw. Pseudoacini abspielt, und diese Entzündung ist es, die das Fortschreiten und damit die Prognose des einzelnen Falles bedingt. Erlischt die Entzündung – das kann man sehr genau im Leberpunktat beurteilen –, so erlischt damit die Progredienz, das Bindegewebe wird zellarm, und mit dem Erlöschen der Entzündung wird die Zirrhose zur *Fibrose*, die also den narbigen Ausheilungsprozeß der Zirrhose darstellt. Daß sich dabei von seiten des Leberparenchyms auch Regenerationsvorgänge, und zwar recht ausgedehnte Regenerationsprozesse, abspielen können, die die Struktur der Leber weitgehend beeinflussen können – am ausgeprägtesten bei der sog. Narbenleber –, soll ausdrücklich erwähnt werden. Gerade bioptische Erfahrungen haben das auch am Menschen eindrucksvoll gezeigt. Es kann geradezu zu einer „neuen" Leber kommen (KALK[117], KALK und WILDHIRT[114]). Die zur Zirrhose führende Bindegewebsvermehrung kommt auf 2 Wegen zustande: 1. durch das Vordringen von Entzündung mit Bindegewebszellen vom periportalen und periazinösen Raum aus in die Läppchen hinein; 2. durch das Auftreten von Leberzellnekrosen innerhalb der Läppchen, wobei sich am Orte der Nekrose im Abheilungsstadium Entzündung mit Bindegewebsbildung abspielt. Im Einzelfall überwiegen dann, auch verschieden nach der Ätiologie der Prozesse, mehr die vom periportalen und periazinösen Raum aus ausgehenden Entzündungen und man hat dann von *portaler Zirrhose* gesprochen, im anderen Fall mehr die Nekrosen (am eindeutigsten bei schweren toxischen Schädigungen) und man hat dann die Bezeichnung *„postnekrotische Zirrhose"* gewählt.

Sind fast ausschließlich nekrotische Prozesse vorhanden, so kommt es zu der von uns besonders herausgestellten *grobknotigen Narbenleber* oder *Kartoffelleber*, die mehr zur Regeneration, klinischen Ausheilung und völligen funktionellen Wiederherstellung neigt als die portale Zirrhose, und die man deshalb auch vom klinischen Standpunkt aus als ein eigenes Krankheitsbild bezeichnen kann (s. bei KALK[117]).

Im laparoskopischen Bild sieht man ebenso wie auf dem Sektionstisch bei der Zirrhose einerseits eine gleichmäßig gehöckerte Leber oft mit Verkleinerung des ganzen Organes, die klassische atrophische Laennecsche Zirrhose, andererseits eine mehr oder weniger ungleichmäßig gehöckerte Leber. Das ist die Form der Zirrhose, bei der sowohl schleichende vom periportalen Raum ausgehende Entzündungen sich kombinieren mit mehr oder weniger ausgedehnten Nekrosen – hier könnte man schon von postnekrotischen Zirrhosen sprechen –, wir sprechen dann von einer Kombination von Zirrhose und Narbenleber – und schließlich die grobknotige Narbenleber –, Kartoffelleber, die ihre Entstehung und Form fast ausschließlich den Nekrosen verdankt.

Die Laennecsche Zirrhose ist meist eine Alkoholleber, entstanden auf dem Boden einer fortlaufenden, über Jahre sich erstreckenden toxischen Einwirkung, die auch bei anderen toxischen, schleichenden Schädigungen entstehen kann. Man kann aber aus dem Aussehen der Leber nur mit Vorbehalt auf die Ätiologie schließen. So haben ČERLEK, OESTERLE und WILDHIRT[118] an unserer Klinik gefunden, daß man bei Hepatitis als Vorkrankheit in $^2/_3$ der Fälle eine unregelmäßig grobgehöckerte Leberoberfläche, bei Alkoholismus in $^3/_4$ der Fälle eine gleichmäßig feingehöckerte Leberoberfläche findet.

Eine Sonderform der Zirrhose ist die auf dem Boden einer langdauernden Cholangitis entstandene *cholangitische Zirrhose*, die sowohl klinisch wie histologisch sich von den oben beschriebenen Zirrhoseformen unterscheidet.

Die *grobknotige Narbenleber,* die wie gesagt doch ein eigenes klinisches Krankheitsbild darstellt, entsteht meist auf dem Boden der nekrotischen Verlaufsform der akuten Hepatitis. Sie zeigt meist klinisch gute Leberfunktionsproben und hat eine gute Prognose, besser als die der eigentlichen Zirrhosen, die freilich getrübt wird in Einzelfällen durch Ausbildung einer portalen Hypertension mit Ösophagusvarizen. Die Mischformen von Zirrhose und Narbenleber haben eine schlechte Prognose.

Sowohl die Zirrhose wie die Narbenleber können gefolgt sein von der Entwicklung eines *primären Leberkarzinoms,* das entweder von den Gallenwegen ausgeht oder vom Lebergewebe (Hepatom). Beide werden jetzt häufiger gefunden als früher, da die Zirrhosepatienten durch die moderne Behandlung länger leben als früher. Besonders gefährdet sind die Mischformen von Zirrhose und Narbenleber. Amerikanische Autoren (GALL, HIGGENSON) haben behauptet, daß auf dem Sektionstisch in 20% bei der sog. postnekrotischen Zirrhose Hepatome gefunden werden.

Bei den auf dem Boden einer Zirrhose bzw. einer Mischform von Zirrhose und Narbenleber entstandenen primären Leberkarzinomen wird dann an eine *Kriegsdienstbeschädigung* bzw. entschädigungspflichtige *Berufserkrankung* zu denken sein, wenn für die ursprüngliche Hepatitis ein solcher Zusammenhang gegeben war.

Die *Cholezystitis und Cholelithiasis* nach Hepatitis ist sowohl bioptisch sichergestellt (KALK [112], [178]) als auch von anderer klinischer Seite bestätigt (STOCKINGER [116], STÖRMER[114], SCHARPFF[117]).

Immerhin ist in Fällen von vorausgegangener bzw. bestehender Hepatitis und Zirrhose daran zu denken, daß an sich schon Cholezystitis und Cholelithiasis häufige Krankheiten sind, so daß am häufigsten eine solche Kombination noch keinen ätiologischen Zusammenhang bedeutet. Es empfehlen sich Nachforschungen in der Richtung, ob nicht in der Familie Gallensteinerkrankungen gehäuft vorkommen. Gallenbeschwerden sind an sich häufig bei chronischer Hepatitis und Zirrhose, auch wenn keine Cholezystitis bzw. Cholelithiasis besteht.

Die *posthepatitische Fermentschwäche* des Pankreas scheint nach allem, was wir bisher wissen, ein vorübergehender Zustand ohne wesentliche Beeinträchtigung der Leistungsfähigkeit zu sein. Das gleiche gilt für die eine Hepatitis immer begleitende Gastroduodenitis.

Nach einer überstandenen Hepatitis kann es zu einem echten erworbenen hämolytischen Ikterus kommen (KALK, HEILMEYER, VOIT, K. E. SCHMIDT) mit allen Zeichen einer echten Hämolyse und oft beträchtlicher Anämie. Diese Fälle von erworbenem hämolytischen Ikterus nach Hepatitis sind sehr selten.

Gar nicht selten (nach der Literatur s. MÜHLER und GROS[91] in etwa 6%), besonders bei Jugendlichen, kommt es im Anschluß an eine durchgemachte akute Hepatitis zu einer intermittierenden Hyperbilirubinämie, die von uns als *posthepatitische Hyperbilirubinämie* beschrieben wurde (KALK[119], KALK und WILDHIRT[120]). Es kommt dabei zu einer dauernd bestehenden oder in Schüben auftretenden Erhöhung des Bilirubinspiegels im Blut, wobei vorwiegend das sog. indirekte Bilirubin erhöht ist. Es besteht wohl kein Zweifel daran, daß klinisch die Krankheit identisch ist mit der sog. Cholémie simple familiale von GILBERT und dem Ikterus juvenilis Meulengracht. Der Unterschied besteht nur darin, daß die letztere Krankheit angeboren ist und familiär gehäuft auftritt, während die posthepatitische Hyperbilirubinämie erworben ist durch eine durchgemachte Hepatitis. In ihrem Wesen ist die Krankheit noch nicht völlig geklärt, es ist aber wahrscheinlich, daß hier eine gestörte Bindung des (indirekten) unkonjugierten Bilirubins an Glukuronsäure vorliegt, wahrscheinlich durch Beeinträchtigung der für diesen Vorgang notwendigen Glukuronyl-Transferase. Nach neueren Versuchen mit Isotopen (GALAMBROS und MCLAREN[121]) ist es wahrscheinlich, daß auch das Bilirubin nur verzögert aus der Blutbahn von der Leberzelle aufgenommen wird. Wegen des immer wieder auftretenden leichten Ikterus (1,5–4,0 mg%, selten bis 8 mg% Bilirubin) wird dabei sehr häufig fälschlicherweise an eine chronische Hepatitis oder gar Zirrhose gedacht; dabei sind die Leberfunktionsproben völlig einwandfrei und histologisch ist kein krankhafter Befund im Leberpunktat zu erheben. Die Patienten zeigen fast durchweg ausgesprochen neurasthenische Züge, klagen immer wieder über Oberbauch- und Magenbeschwerden, Kopfschmerzen, Depression, ein Teil von ihnen bietet auch zeitweise auftretende leichte hämolytische Schübe. Die Erscheinungen verlieren sich fast immer im Laufe von Jahren. Naturgemäß ist es im Einzelfall schwierig festzustellen, ob es sich um die angeborene oder um die erworbene posthepatitische Form handelt – nur die letztere kommt ja evtl. als entschädigungspflichtige Krankheit in Frage. In einem Teil der uns zur Begutachtung zugewiesenen Fälle konnten wir durch Untersuchung von Familienangehörigen, insbesondere Geschwistern, nachweisen, daß es sich um die angeborene Form handelte.

Mit Hilfe der Laparoskopie kann man unter Umständen feststellen, ob Verdickungen des Serosaüberzuges der Leber vorliegen. Ist das der Fall, so spricht das, wie oben erwähnt wurde, dafür, daß eine Hepatitis durchgemacht wurde. Da die Krankheit in Schüben verläuft und der Bilirubingehalt des Serums dabei oft auch innerhalb kurzer Zeit wechselt, müssen wiederholte Bilirubinbestimmungen durchgeführt werden. Auf jeden Fall empfiehlt sich die Durchführung einer Leberpunktion. Im histologischen Präparat finden sich lediglich geringe Aktivierung des Sternzellensystems, vermehrte Ablagerung eines braunen, eisennegativen Pigments (Lipofuscin?) in den Leberzellen, manchmal auch geringe Zeichen einer Cholostase in der Form von Gallentropfen, selten von Gallenzylindern kleinen Kalibers ebenfalls in der zentroazinären Zone. Zeichen einer Entzündung fehlen. Minderung der Erwerbsfähigkeit besteht in den meisten Fällen nicht, in ausgesprochenen Fällen mit starken Beschwerden, zeitlich begrenzt, etwa 20%, höchstens 30%.

Das Maß der *Erwerbsminderung* (MdE) bei der akuten Hepatitis und ihren Folgezuständen generell festzusetzen ist sehr schwer, jeder Fall ist ja verschieden. Es besteht schon ein erheblicher Unterschied, ob man es mit Patienten zu tun hat, die eine vorwiegend geistige Tätigkeit, oder mit solchen, die eine vorwiegend körperliche Tätigkeit ausüben. Gerade die letzteren sind ja besonders benachteiligt, da bei den entzündlichen Leberkrankheiten die körperliche Belastung besonders schädlich wirkt. Aber auch bei vorwiegend geistiger Tätigkeit bestehen erhebliche Unterschiede. Es gibt geistige Berufe, die mit häufigen Reisen verknüpft sind und andere, die eine geregelte Bürotätigkeit am Schreibtisch mit sich bringen. Man sollte gegebenenfalls von der Möglichkeit einer „Zeitrente" in der Rentenversicherung Gebrauch machen, von Heilverfahren und von der Möglichkeit einer Umschulung von einem körperlich belastenden auf einen geistigen Beruf.

Wenn wir im Folgenden also Zahlen der prozentualen Minderung der Erwerbsfähigkeit geben, so bezieht sich das in erster Linie auf Kriegsopferversorgung, Unfallversicherung bzw. Berufskrankheiten, denn nur bei diesen kommt ja eine Angabe der Minderung der Erwerbsfähigkeit in Frage.

Immerhin geben diese Zahlen ja auch einen gewissen Anhaltspunkt für die Krankenversicherung, ob es sich um eine Arbeitsunfähigkeit handelt oder nicht; und für die Rentenversicherung zu der Frage der Berufs- bzw. Erwerbsunfähigkeit, bzw. der Notwendigkeit von Zeitrente, Dauerrente, Umschulung, Heilverfahren.

Die Beurteilung eines Leberkranken für die Begutachtung — und das gilt auch für die noch im folgenden zu besprechenden Leberkrankheiten — richtet sich ja, abgesehen von der Beurteilung des Allgemeinzustandes, vom Auftreten von Leberhautzeichen, vom Palpationsbefund, im wesentlichen nach drei Gesichtspunkten:

1. Störung der Funktion, kenntlich an den sog. Leberfunktionsproben;
2. Aktivität des Prozesses, kenntlich
   a) am Verhalten der Leberfermente im Serum, insbesondere der Transaminasen,
   b) im histologischen, laparoskopischen Bild.

Dabei ist wichtig, gerade bei der Beurteilung der Erwerbsfähigkeit, die Aktivität eines entzündlichen Prozesses, weil von ihm, was schon oben erwähnt wurde, die Neigung zur Progredienz einerseits, das Ausmaß der Ausheilung andererseits und damit die Prognose abhängt.

Die nachfolgenden Zahlen können daher nur als ungefähre Anhaltspunkte gelten.

Bei der akuten Hepatitis ist die MdE	100%
bei der chronischen Hepatitis (große weiße, große bunte Leber, Höckerleber) ist die MdE	80–100%
Bei Restzuständen danach ist die MdE etwa	40– 60%
Bei die Zirrhose ist die MdE	80–100%

Bei der grobknotigen Narbenleber beträgt, wenn sie völlig inaktiv ist und keinen krankhaften Ausfall der Leberfunktion erkennen läßt, die MdE 40–50%. Hat sie zu Zeichen der portalen Hypertension geführt und zu Anzeichen des Versagens der Leberfunktion, so ist die MdE 70–100%. Eine vollkommen inaktive und zur Fibrose gewordene Zirrhose bedingt immer noch eine MdE von 30–50%.

Bei der Mischform von Zirrhose und Narbenleber ist die MdE 80–100%. Die Cholezystitis bzw. -lithiasis bedingt im allgemeinen eine MdE von 30%.

Die posthepatitische Fermentschwäche bedingt keine wesentliche Einschränkung.

Die begleitende Gastroduodenitis ist im Rahmen der Erwerbsminderung durch die Hepatitis eingeschlossen.

Die posthepatitische Hyperbilirubinämie bewirkt je nach ihrer Schwere eine MdE von 20–30%.

All das können aber, wie gesagt, nur Anhaltspunkte sein. Weiteres findet sich bei Brühl[122] (S. 109–111).

Andere Hepatitiden

Es war bis hierher im wesentlichen nur die Rede von der Viruskrankheit der Hepatitis epidemica und der hämotogenen infektiösen Hepatitis.

Es gibt aber noch zahlreiche andere Hepatitiden mit anderen Erregern. Davon können hier nur einige aufgeführt werden:

So geht von den Viruskrankheiten z. B. die *infektiöse Mononukleose* (Pfeiffersches Drüsenfieber) mit einer Hepatitis einher (s. bei KALK[123], KALK und ULBRICHT[124]). Sie ist im allgemeinen harmlos, betrifft nur das Mesenchym der Leber und heilt glatt ab. Wir haben allerdings seltene Fälle erlebt, in denen sich auch schwere Schädigungen des Leberparenchyms wie bei der echten Hepatitis epidemica fanden. In solchen Fällen kommt es auch zum Anstieg der Transaminasen im Serum (MÜHLER[125]), ja zum Ikterus, der in etwa 5% der Fälle beobachtet wird. Wir haben auch protrahiert verlaufende Fälle gesehen, die man wohl als chronische infektiöse Mononukleosis bezeichnen kann, vor allem bei älteren Menschen, während ja sonst die inf. Mononukleose eine ausgesprochene Krankheit des jugendlichen Menschen bis zum 30. Lebensjahr ist. Ob wirklich ein Übergang in Zirrhose möglich ist, erscheint uns mehr als zweifelhaft.

Diese Krankheit ist für die *Begutachtung von Wehrdienstbeschädigungsfragen* deshalb von Bedeutung, weil sie, epidemisch vor allem im Kreise junger Menschen auftretend, eine Krankheit von Rekruten und jungen Studenten sein kann. So sahen wir einmal eine Epidemie bei Studenten der militärärztlichen Akademie und in einem Ausbildungsbataillon. Sie heilt aber so gut wie immer ohne Folgen ab.

Unter den *Protozoenkrankheiten* ist es vor allem die *Amöbiasis,* die zu einer Hepatitis führt. Sie äußert sich nicht nur in dem bekannten, oft erst spät auftretenden Leberabszeß, sondern auch unter Umständen in einer chronischen Hepatitis, die zur *Zirrhose* führt (H. E. BOCK[126]). Die Amöbiasis gilt – wie oben schon bei den Krankheiten des Darmes angeführt wurde – bei Seeleuten als Berufskrankheit. In den letzten Jahren sind viele Deutsche aus Berufsgründen in die Tropen gegangen und dort an Amöbiasis, z. T. auch mit Leberabszessen, erkrankt. Auch bei ihnen gilt dann die Amöbiasis als Berufskrankheit. Zirrhosen haben wir bisher bei diesen Leuten nicht gesehen, wohl aber in einem Fall eine langdauernde, ohne Entzündungserscheinungen und ohne Ikterus verlaufende cholostatische Hepatose. Von DOXIADES[127] sind chronische Verlaufsformen der Amöbenhepatitis beschrieben. Im letzten wie im Ersten Weltkrieg waren zahlreiche Kriegsteilnehmer, vor allem auf den Kriegsschauplätzen um das Mittelmeer, an Amöbiasis erkrankt, im Ersten Weltkrieg auch die Teilnehmer an den Kriegshandlungen in Afrika. Wenn auch aus den tropischen Ländern bekannt ist, daß die chronische Amöbiasis eine der Hauptursachen für die Häufigkeit der Zirrhose (neben der eiweißarmen Ernährung) ist (vgl. z. B. die Arbeiten aus Ceylon und Indien; FERNANDO und Mitarbeiter), so ist bei den deutschen Kriegsteilnehmern die Amöbiasis als Ursache für eine Zirrhose der Leber bisher nicht in Erscheinung getreten. Es mag das daran liegen, daß die Amöbiasis nach Rückkehr in die Heimat stets rasch abgeheilt ist.

Die *Malaria* verursacht zwar eine begleitende Hepatitis, und früher war die Ansicht verbreitet, daß die Malaria auch zur Zirrhose der Leber führen oder zumindest ihre Entstehung begünstigen könne. Neuerdings wird aber diese Möglichkeit durchweg abgelehnt (vgl. RÖSSLE[128], O. FISCHER[129], MORETTI[130], GHARPURE[131] u. a.). Soweit Zirrhosen bei Kranken mit oder nach überstandener Malaria auftreten, sind sie auf andere hepatotoxische Faktoren und auf Mangelernährung zurückzuführen. Wir haben bei der Begutachtung keine Fälle zu Gesicht bekommen, in denen man mit Sicherheit eine Malaria als Ursache einer Zirrhose hätte nachweisen können.

Die *Bilharzia*-Krankheit erzeugt chronische Hepatitiden und Zirrhosen. Auch für sie gilt, daß sie als entschädigungspflichtige Berufskrankheit anzuerkennen ist, wenn der Kranke aus Berufsgründen sich längere Zeit in den Tropen bzw. im Ausland mit Vorkommen von Bilharzia aufgehalten hat.

Als sog. *granulomatöse Hepatitiden* (das sind die, die mit einer histologisch ganz typischen knötchenartigen Granulombildung einhergehen) werden zusammengefaßt: die Brucellosen (Morbus Bang, Maltafieber), Boecksches Sarkoid, Tuberkulose, Lymphogranulomatose, Tularämie, Berylliose. Unter ihnen sind einige, die als entschädigungspflichtige Krankheiten in Frage kommen, sei es als Tropenkrankheiten oder als von Tieren auf den Menschen übertragbare Krankheiten (vgl. die 6. Verordnung über Berufskrankheiten vom 28. 4. 1961).

Die *Brucellosen* erzeugen typische Granulome in der Leber und Hepatitiden von hartnäckigem chronischen Verlauf. Die Hepatitis kann jahrelang völlig latent verlaufen, sie ist dann nur durch die Leberbiopsie erfaßbar. Ob es dabei wirklich zu echten Zirrhosen kommt, wie früher behauptet wurde, ist neuerdings wieder bezweifelt worden. Sie wird als Berufserkrankung anerkannt vor allem bei Tierärzten, Melkern, Molkereiarbeitern, Schäfern, Landwirten, aber auch sonst bei solchen Menschen, die beruflich in engem Kontakt stehen mit Rindvieh (Morbus Bang), Ziegen und Schafen (Maltafieber; Einzelheiten bei E. W. BAADER[132], WAGNER und ZERLETT[133]).

Den Morbus Boeck als Berufskrankheit anzuerkennen, wie seinerzeit von WEDLER vorgeschlagen wurde, besteht bei der unklaren Ätiologie dieser Krankheit keine Veranlassung.

Die *Tularämie* wurde gehäuft bei den Soldaten in Rußland beobachtet, selten auch in Deutschland und den Nachbarstaaten. Sie kann, wenn der Umgang mit Nagetieren beruflich erfolgt, als Berufskrankheit anerkannt werden.

Die *Berylliose,* die zu Granulombildungen in der Leber, Milz, Lymphknoten führt (neben Erkrankungen der Lunge) und im übrigen leicht zu Verwechslungen mit Morbus Boeck Anlaß gibt, kommt als Berufskrankheit in der Metallindustrie in Frage (Näheres bei E. W. BAADER[132]).

Die *Leptospirosen,* vor allem Morbus Weil (Erreger Leptosp. ictero-haemorrhagica), Feldfieber (Erreger Leptosp. grippotyphosa), Stuttgarter Hundeseuche (Leptosp. Canicola), Schweinehüterkrankheit (Leptosp. pomona) und andere Leptospirosen sind Allgemeininfektionen. Sie spielen sich zum Teil mit schwerem Ikterus, vor allem bei Morbus Weil, ab. Nach dem histologischen Befund handelt es sich nicht um Hepatitiden (insofern gehören sie eigentlich nicht in das Kapitel Hepatitis), sondern um toxisch-infektiöse Hepatosen (H. KALK und E. MÖLLER[134]). Von Bedeutung ist, daß nach unseren Beobachtungen die Zeichen der Cholostase in der Leber über lange Zeit (annähernd zwei Jahre) bestehen bleiben können, was für die Frage der Beurteilung der MdE wichtig erscheint. Diese Leptospirosen können durchaus für die Anerkennung als Berufskrankheit in Frage kommen, wenn es sich um im Beruf erworbene Krankheiten bei Tierärzten, Laboranten, Tierzüchtern und Tierwärtern, Kanal- und Grubenarbeitern, Feldarbeitern, Schäfern, Fischern und ähnliche Berufe handelt. Auch Übertragung durch Unfall kommt in Frage (LOOS[135]).

Hepatosen

Treffen die Hepatitiden in erster Linie das Mesenchym der Leber und erst sekundär das Parenchym, so wird bei den Hepatosen vor allem das Parenchym, also die Leberzelle, betroffen und erst sekundär folgen Reaktionen des Mesenchyms.

Wird die Leberzelle toxisch geschädigt, so reagiert sie zunächst mit einer Verfettung; ist die Schädigung stärker, so folgt die Nekrose der Leberzelle. Nehmen die Nekrosen einen größeren Umfang an, so erfolgen auch Reaktionen am Mesenchym in der Form der Bindegewebs- und Narbenbildung. Besteht die Fettleber lange Zeit, so kann sie in Zirrhose übergehen. Das ist durch Tierversuche vorwiegend amerikanischer Autoren und ebenso durch Beobachtungen am Menschen durchaus gesichert. So kann also auch eine toxische Leberschädigung einerseits zur Narbenleber und andererseits zur Zirrhose führen.

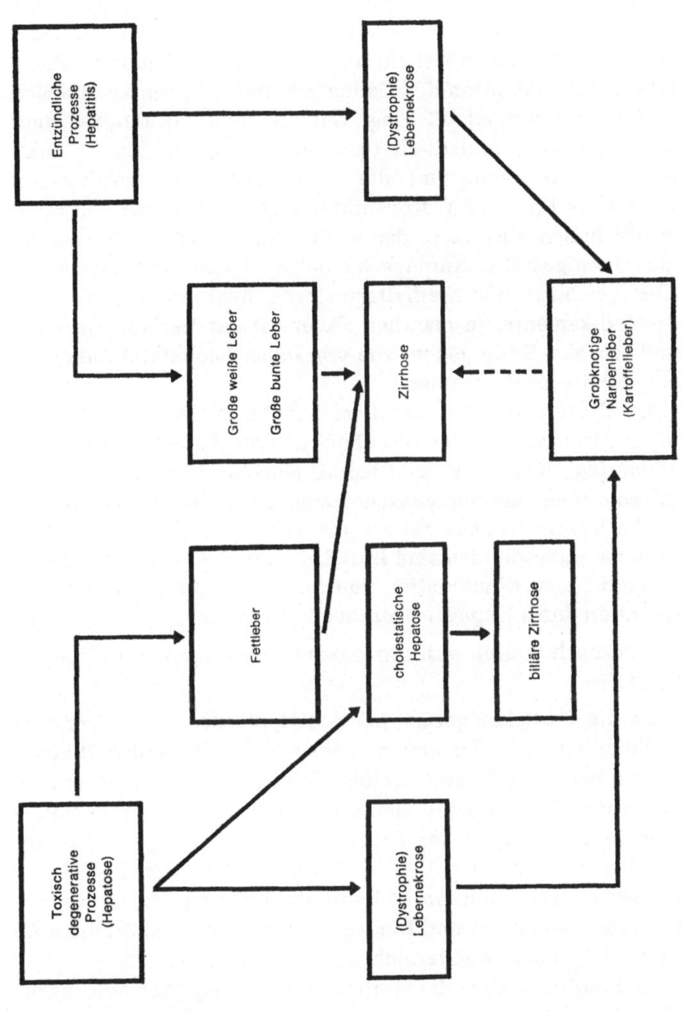

Abb. 5: Folgezustände von Hepatose und Hepatitis

Eine besondere Form der Hepatose ist die sog. *cholostatische Hepatose.* Bei ihr äußert sich die Leberzellschädigung in einem Ikterus mit Retention des Gallenfarbstoffes in den Leberzellen und in den Canaliculi (sog. Gallenkapillaren) infolge einer toxischen bzw. toxisch-allergischen Schädigung. Da es zahlreiche Medikamente gibt, die diese Erscheinung hervorrufen, wird diese Form auch Drogenikterus genannt. Dölle und Martini[136] haben eine Liste der in Betracht kommenden Medikamente aufgestellt. Anfangs handelte es sich vorwiegend um Chlorpromazin und Methyltestosteron, heute umfaßt die Liste 73 Medikamente. In manchen Fällen ist der Verlauf chronisch und einzelne Fälle gehen, wie wir selbst beobachtet haben, in eine biliäre Zirrhose über.

Im allgemeinen läßt sich diese Krankheit klinisch und histologisch trennen von der sog. Hepatitis mit cholostatischem Einschlag (vgl. Kalk[93]). Es gibt jedoch einzelne Medikamente, wie die sog. Monoaminooxydasehemmer, die an der Leber histologische Veränderungen setzen, die von einer akuten Hepatitis nicht zu unterscheiden sind (z. B. Iproniacid = Marsilid), wobei vielleicht eine Kombination von toxischer Schädigung mit der Infektion durch Hepatitisvirus zusammenwirkt.

Demnach stellen sich die Zusammenhänge wie in Abb. 5, S. 99 dar.

Da die *Fettleber* gerade bei den Hepatosen eine besondere Rolle spielt, soll hier einiges über sie gesagt werden (Einzelheiten bei Kalk[137], dort weitere Literatur). Nach dem mikroskopischen Befund kann man drei Stadien der Fettleber unterscheiden: Stadium I der Fettleber bedeutet lediglich massenhafte Ablagerung von Fett in den Leberzellen ohne Reaktion am Mesenchym, Stadium II Fettleber mit mesenchymaler, entzündlicher Reaktion und Bindegewebsvermehrung, Stadium III Zirrhose, oft noch mit vermehrter Fettablagerung.

Im Stadium I weist die Fettleber bei der Palpation eine eigentümliche prall-elastische Konsistenz bei vergrößerter Leber und eine leichte Verzögerung der Bromthaleinausscheidung (10 bis 20%) auf und manchmal auch eine leichte Erhöhung des Bilirubins im Serum. Die eindeutige Diagnose ist lediglich durch die Leberbiopsie möglich. Im Stadium II und III treten dann die klinischen Zeichen einer chronischen Hepatitis bzw. Zirrhose auf, auf die im einzelnen nicht eingegangen werden soll (Einzelheiten bei KALK[137]). Nach dem, was oben gesagt wurde, kann eine Fettleber allmählich über das Stadium II in eine Zirrhose übergehen. Sie kann es, sie muß es aber nicht. Jedenfalls ist das Tempo, in dem der Übergang erfolgt, im allgemeinen sehr langsam, viel langsamer als bei der Virushepatitis bzw. chronischen Hepatitis. Wir beobachten einige Patienten mit Fettleber, ursprünglich Stadium I, bioptisch seit 8 Jahren. In dieser Zeit ist erst das Stadium II erreicht. So kann man sagen, daß der Entwicklungsgang zur Zirrhose 10 und mehr Jahre benötigt. Für die Begutachtung ist wichtig, daß die Fettleber im Stadium I und z. T. auch im Stadium II ein durchaus reversibler Zustand ist. Gelingt es, die Ätiologie der Fettleber (s. unten) zu beseitigen, vor allem noch im Stadium I und z. T. auch im Stadium II, so verschwinden die Fettablagerungen recht schnell (bei einem Alkoholiker im Stadium I z. B. durch Alkoholentzug innerhalb von vier bis acht Wochen, ähnliches gilt für Avitaminosen, Fettlebern bei Anämien, beim Altersdiabetes durch richtige Einstellung). *Die Fettlebern bei Kriegsteilnehmern bzw. bei Kriegsgefangenen, die eine Hungerdystrophie durchgemacht haben, sind nach Auffütterung sehr schnell verschwunden. Wenn heute bei einem ehemaligen Kriegsteilnehmer bzw. Kriegsgefangenen eine Fettleber gefunden wird, so ist mit Sicherheit die Mangelernährung nicht daran schuld, sondern es müssen andere Ursachen aus der letzten Zeit dafür vorliegen.* Die weitaus häufigsten Ursachen einer Fettleber sind heute der Alkohol und die diabetische Stoffwechselstörung (Prädiabetes, latenter Diabetes, Diabetes), wobei je nach der Landschaft, ihren Sitten und Gebräuchen der Alkohol oder die diabetische Stoffwechselstörung die häufigere Ursache ist (in unserem Krankengut ist die Fettleber auf der Basis der diabetischen Stoffwechsellage viel häufiger als die Alkoholfettleber). Wichtig ist, daß die für den Altersdiabetes typische Fettleber mit Lochkernen jahrelang dem Manifestwerden des Diabetes vorausgeht (KALK[138]) und damit einen Hinweis auf die Notwendigkeit einer genauen Untersuchung des Kohlehydratstoffwechsels gibt (Artosintest, Traubenzuckerbelastungskurve, Tagesprofil). Wir geben nachstehend noch einmal eine *Übersicht über die Ursachen der Fettleber*, wie wir sie heute sehen:

1. Sauerstoffmangel
   Beispiel: Schwere Anämien, Kreislaufstörungen, Hypoxämie, Fettablagerung vorwiegend zentral im Leberläppchen
2. Störungen der inneren Sekretion
   Beispiel: M. Basedow, Myxödem, innersekretorisch bedingte Fettsucht, Störungen der NNR-Funktion, M. Cushing, Diabetes
3. Krankheiten des Stoffwechsels
   Beispiel: Zöliakie, Galaktosämie und andere Fermentdefekte, Porphyria cutanea tarda, Diabetes
4. Krankheiten des Pankreas
   Lipocaic-Mangel (lipotroper Pankreasfaktor)
5. Mangelernährung
   a) alimentäre Dystrophie, Eiweißmangel, Hungerleber: Mangelernährung in Gefangenenlagern, Ernährungsstörungen der Säuglinge
   b) Vitaminmangel: Sprue, Pellagra
6. Exogene Gifte und Medikamente
   Beispiel: Alkohol, Phosphor, Pilzgifte, Tetrachlorkohlenstoff, Chloroform, Trinitrotoluol, Allylformiat, Antibiotika, Cortisone, Barbiturate, Dicumarine, Marcumar
7. Endogene Gifte
   Chron. Infektionen, Tuberkulose, Colitis ulcerosa, chron. Enteritis
8. Fett- und Kohlehydratmast

Die Hepatose bzw. die Fettleber spielt in der ärztlichen Begutachtung eine große Rolle, und zwar sowohl für die Frage der Kriegsdienstbeschädigung wie bei der Begutachtung von Berufskrankheiten, und das ist auch der Grund, weshalb hier ausführlicher darauf eingegangen werden mußte.

Von besonderer Bedeutung für die Begutachtung waren die Leberschädigungen bei Insassen von Kriegsgefangenenlagern und auch von Konzentrationslagern, bei denen, wie zahlreiche Arbeiten nachwiesen, gehäuft Fettlebern und ihre Übergangsstadien bis zur Zirrhose gefunden wurden (vgl. KALK[138], H. BERG[139], H. BROICHER[140]).

An der Häufung dieser Leberkrankheiten in der Nachkriegszeit ist kein Zweifel, man muß aber heute soviel sagen, daß diese Krankheiten und besonders die Fettleber nicht allein bedingt waren durch Hunger (Hunger allein bewirkt eine braune Atrophie der Leber; GIRGENSOHN, SELBERY), sondern durch den Eiweißmangel, den Vitaminmangel und durch die Kombination mit Infektion, insbesondere Ruhr und Hepatitis. Die Heimkehrerzirrhose kann also auch entstehen, ohne daß eine Hepatitis durchgemacht wurde. Fehlende Gelbsucht in der Anamnese ist also kein Grund in solchen Fällen, eine Wehrdienstbeschädigung abzulehnen. *Heimkehrerzirrhosen müssen als Wehrdienstbeschädigung anerkannt werden, und dementsprechend sind auch Zirrhosen nach alimentärer Dystrophie im Konzentrationslager entschädigungspflichtig* nach dem „Gesetz zur Wiedergutmachung nationalsozialistischen Unrechts". Es wurde oben schon darauf hingewiesen, daß längere Zeit bestehender Hungerzustand mit Dystrophie noch auf Jahre hinaus eine erhöhte Anfälligkeit der Leber, besonders gegen das Hepatitisvirus, bedingt.

Die Hungerleber und Hungerzirrhose zeichnen sich durch eine *Neigung zur vermehrten Eisenablagerung in der Leber* aus, so daß es zur echten Siderophilie (= Hämochromatose) kommen kann (KALK[141]). Weiteres darüber s. S. 112.

Zu beachten ist auch bei der *Begutachtung vorliegender Fettlebern oder Zirrhosen,* ob nicht langdauernde Eiterungen bei Verwundungen, Verbrennungen, schweren Gewebszertrümmerungen vorausgegangen sind. Chronische und schwere Tuberkulose zeigen häufig nicht nur Fettlebern, sondern auch Zirrhosen. Es ist das nicht nur die Folge toxischer Schädigung durch den Bazillus Koch und Folge der mangelhaften O_2-Versorgung, sondern auch der Effekt langdauernder Einwirkung von Eiweißzerfallsgiften.

Exogene Gifte

Zu den exogenen Giften wäre noch einiges zu bemerken: Sowohl die Dosierung wie auch die Art der Gifte ist wesentlich für das, was an der Leber entsteht. Alkohol und viele der oben genannten Gifte und Medikamente erzeugen zunächst nur eine Fettleber, die erst nach langem, wahrscheinlich jahrelangem Bestehen in eine Zirrhose übergeht. Auf der anderen Seite gibt es wieder Gifte, die so massiv die Leber schädigen, daß es zu schwersten Nekrosen des Leberparenchyms nach Art der akuten Lebernekrose (= akute gelbe Leberatrophie), kommen kann. Dabei kann man oft beobachten, daß weniger geschädigte Teile der Leber nur der Verfettung anheimfallen, während andere schwer betroffene Partien totale Nekrosen der Leberzellen mit Trümmerzonen in weiten Bezirken aufweisen. Werden diese Vergiftungen überstanden, so entsteht eine grobknotige Narbenleber in derselben Art wie nach der akuten Leberdystrophie. Zu diesen schweren Lebergiften gehören die Toxine des Knollenblätterschwammes, der Phosphor, die Halogenkohlenwasserstoffe, wie der Tetrachlorkohlenstoff, und einige Nitro- und Amidoverbindungen des Benzols und seiner Homologen.

Es kann nicht der Sinn dieser Darstellung sein, nun sämtliche in der Verordnung für Berufskrankheiten angeführten schädlichen Stoffe im einzelnen auf die Möglichkeit einer Leberschädigung hin zu besprechen, nur andeutungsweise soll dazu etwas gesagt werden.

Bei *Bleiintoxikation* kann die damit verbundene Anämie, die als sideroachrestische Anämie aufzufassen ist, zur Leberverfettung führen. *Phosphor* ist bekannt als schweres zu Nekrosen der Leber führendes Gift in der Form des weißen bzw. gelben Phosphors. *Arsen* verursacht neben zahlreichen anderen Schädigungen (s. b. BAADER[132]) Hauterscheinungen (Melanose, Hyperkeratosen), Leberschäden in Form von Fettlebern, Nekrosen des Lebergewebes mit Bindegewebsvermehrung bis zur Narbenleber bzw. Kombination von Narbenleber mit Zirrhose, man könnte auch sagen eine postnekrotische Zirrhose. Sie trat gehäuft auf bei Winzern in Weinbaugebieten, in denen von 1925 bis 1942 als Insektenvertilgungsmittel Arsenbrühe gespritzt wurde und ist auch als Berufskrankheit anerkannt. Die Verhältnisse liegen da aber durchaus nicht eindeutig. Neben dem Arsen, oder auch ohne Arsen, spielt nämlich der reichliche Genuß von Alkohol besonders in der Form des Haustrunkes (bis zu drei Liter am Tag) eine Rolle bei der Entstehung der Leberveränderungen. Die meisten sog. Arsenzirrhosen der Winzer sind in Wirklichkeit Alkoholzirrhosen. Man kann beides, Alkoholzirrhose oder Arsenzirrhose, recht gut danach unterscheiden, ob gleichzeitig andere Arsenzeichen vorliegen, insbesondere Melanosen und Hyperkeratosen der Haut. An unserer Klinik wurde von WILDHIRT[142] festgestellt, daß innerhalb von 5 Jahren von 12 uns zur Rentennachprüfung überwiesenen Winzern nur 2 eine Kombination von Zirrhose mit Hyperkeratose und Melanose hatten. Die übrigen 10 waren Alkoholzirrhosen. Unserer Ansicht nach sollte man aber nicht, wie BAADER[132] das tut (und neuerlich auch KOELSCH), die Arsenzirrhosen grundsätzlich als Berufskrankheit ablehnen, zumal ja in einigen Fällen immerhin eine Kombination von Alkohol und Arseneinwirkung die Entstehung einer Leberzirrhose begünstigen muß. Arsen begünstigt auch, wie bekannt ist, die Entstehung des Karzinoms, besonders des Hautkrebses an den Hyperkeratosen, aber auch an inneren Organen. Das trifft auch auf die Leber zu. LIEBEGOTT[143] fand in 20% seiner Fälle von Arsenzirrhosen ein primäres Leberkarzinom, während sonst bei Zirrhosen nach RÖSSLE[128] nur in 5% primäre Leberkarzinome gefunden wurden. So müßte man also doch auch in solchen Fällen ein primäres Leberkarzinom als Berufskrankheit anerkennen.

Mangan soll gelegentlich zu Zirrhosen führen.

Kadmium wird bei Vergiftungen in Mengen in der Leber abgelagert (und in der Niere).

Von *Beryllium* war oben schon bei granulomatöser Hepatitis die Rede.

Benzol kann infolge der bei der Benzolvergiftung erzeugten Anämie indirekt schon zu einer Fettleber führen, es scheint allerdings auch als direktes Lebergift zu wirken, und Fettlebern und Lebernekrosen in allerdings sehr seltenen Fällen sind beschrieben (Einzelheiten bei BAADER[132]). Die *Nitro- und Amidoverbindungen des Benzols* und seiner Homologen, die gewerblich verwandt werden, sind zahllos und kaum zu übersehen. Sie erzeugen nicht nur eine schwere Leberschädigung, sondern gleichzeitig eine Anämie, da sie Methämoglobinbildner sind (Hämiglobinbildner). Dadurch wird die an sich schon geschädigte Leber noch unter O_2-Mangel gesetzt. Sie werden verwendet und hergestellt in der chemischen Industrie, in der Sprengstoffindustrie, als Nitrobenzole auch in der Parfüm- und Seifenindustrie (Einzelheiten s. Merkblatt Nr. 10, S. 67, bei BAUER[144] und bei WAGNER und ZERLETT[133]).

Die vorwiegend leberschädigenden Stoffe, denen LÖHER[145] eine besondere Bearbeitung gewidmet hat, sind das 1-2-4-Dinitrophenol, das Phenolhydrazin, Nitrobenzol, Dinitrobenzol, Aminobenzol, ferner Trinitrotoluol, Toluylendiamin, Tetranitromethylanilin (Tetryl), p-Phenyldiamin (= Ursol D). Das letztere wird in Pelzfärbereien, in der Teerfarbenindustrie und im Friseurgewerbe zum Färben der Haare benutzt. Es ist bekannt, daß es Überempfindlichkeitserscheinungen und insbesondere Asthma erzeugt. Weniger bekannt ist, daß es auch zur Leberschädigung führt (tödlicher Ausgang bei einer Friseuse nach 5jährigem Gebrauch zum Haarfärben. Engl. Literatur).

Das gefährlichste Lebergift dieser Gruppe ist das in der Sprengstoffindustrie verwandte *Trinitrotoluol,* dessen Giftigkeit für die Leber zuerst im Ersten Weltkrieg erkannt und besonders in der englischen Literatur beschrieben wurde. Im Jahre 1916 erkrankten in England rund 160 Arbeiter (vorwiegend weibliche), davon starben an subakuter Leberdystrophie über 50 (BAADER[132]). Das Trinitrotoluol ist ein ausgesprochenes Fermentgift der Leberzelle.

Wir haben bei Chemikern und Arbeitern aus solchen Betrieben als Spätkrankheit grobknotige Narbenlebern, Zirrhosen und in einem Fall eine hämolytische Anämie gesehen, die wir als Berufkrankheit anerkannt haben.

Die *Halogenkohlenwasserstoffe* werden verwandt als Extraktionsmittel für Fette, zur chemischen Reinigung, zum Entfetten von Metallen, als Lösungsmittel für Harze, Wachse, Schwefel, Lacke, als Kühlflüssigkeit in Kältemaschinen, als Feuerlöschmittel, als Schädlingsbekämpfungsmittel, als Isoliermittel (gechlorte Naphtaline). Welche Verbindungen der aliphatischen und aromatischen Reihe dafür in Frage kommen und ihre Handelsnamen sind bei BAUER[144] S. 70 und BAADER[132] S. 179 nachzulesen.

Die stark leberschädigende Wirkung von *Dichlormethan* (Chloroform) und *Tetrachlorkohlenstoff* bis zur Lebernekrose und Narbenleber, verbunden auch mit hepatorenalem Syndrom, ist bekannt.

Uns ist wiederholt aufgefallen, daß man bei Arbeitern, ja sogar leitenden Personen in Betrieben, die mit Tetra arbeiten, z. B. in chemischen Reinigungsanstalten, durch die Biopsie Fettlebern nachweisen kann, obwohl alle Sicherungsmaßnahmen im Betrieb getroffen worden sind. Das letztere war der Grund, weshalb die Gewerbeärzte eine Berufserkrankung ablehnten. Offenbar reichten die kleinen, öfters inhalierten Mengen aus zur Erzeugung von Fettlebern.

Dichloraethan entspricht als S-Dichloraethan der Giftwirkung des Tetrachlorkohlenstoffes. *Tetrachloraethan* ist der für die Leber gefährlichste Stoff (BROWNING). Er wird verwandt zur Entfernung von Farben, Extraktion von Fetten, bei der Herstellung künstlicher Perlen, früher auch als Flugzeuganstrich. Das Tetrachloraethan ist achtmal so giftig wie Chloroform. *Dichloraethylen* soll hepatotoxisch wirken. Als Entfettungs-, Lösungs- und Extraktionsmittel wird *Trichloraethylen* (kurz „Tri" genannt) oft benutzt. Von ihm sagt BAADER[132], daß seit 30 Jahren keine Beobachtungen über Leberschädigungen vorliegen (wohl aber andere Vergiftungen, Gehirn- und Nervenschädigungen).

Das als Schädlingsbekämpfungsmittel, Entlausungs- und Insektenvertilgungsmittel DDT (Dichlor-Diphenyl-Trichlormethan) soll Gelbsucht, Lähmung von Nerven und Depressionen erzeugen (entsprechende Fälle sind bei Krankenpflegern z. B. als Berufserkrankung anerkannt). Chloropren soll bei chronischer Vergiftung Anämien und Erhöhung des Bilirubinspiegels hervorrufen. Ich zweifle keinen Augenblick daran, daß auch das im Ersten Weltkrieg als Kampfgas verwandte Trichlortriäthylamin (Stickstofflost) ebenso wie seine als Zytostatika verwendeten Derivate leberschädigend wirkt.

Von den *Halogenkohlenwasserstoffen der aromatischen Reihe* ist das Dichlorbenzol als Blut- und Lebergift, das zu

Anämien und akuter Lebernekrose führt, bekannt. Eine *Trichlorphenolintoxikation* mit Leberschädigung konnten wir vor einigen Jahren bei 8 Arbeitern einer chemischen Fabrik nachweisen (KALK und WILDHIRT[146]), die mit dieser Substanz bzw. ihren Zwischen- bzw. Abbauprodukten gearbeitet hatten.

Sie klagten über Schlappheit, Müdigkeit, Übelkeit und Brechreiz. Äußerlich bestand eine Chlorakne (Perna-Krankheit), kein Ikterus. Die Leber war geschwollen, hatte aber dabei eine weiche Konsistenz. Auch die Milz war in zwei Fällen fühlbar. Sämtliche Leberfunktionsproben waren normal bis auf die Thymolprobe, die in vier Fällen pathologisch ausfiel. Das Serum war schon makroskopisch lipämisch. Bei fünf war der Gesamtfettgehalt des Blutes und das Gesamtcholesterin mäßig erhöht. 2 Fälle zeigten im Laparoskop eine ganz auffallende graubraune Farbe der Leber. Im Leberpunktat fand sich bei 5 Fällen eine leicht periportale Fibrose, bei 2 Fällen eine geringe periportale Rundzelleninfiltration. Das Sternzellensystem war in sämtlichen Fällen leicht aktiviert. Es bestand keine vermehrte Fettablagerung in den Leberzellen, dagegen fand sich vorwiegend im Läppchenzentrum eine erhebliche Ablagerung eines staubfeinen, gelblichbraunen Pigmentes, meist eisennegativ, z. T. auch eisenpositive Reaktion gebend. Interessanterweise bekamen später 2 Kranke ein Jahr nach der Intoxikation eine histologisch eindeutige Hepatitis, ein Dritter hatte schon ein Jahr zuvor, als bereits Chlorakne und Leberschwellung bestanden, eine Gelbsucht mitgemacht. Man muß daraus schließen, daß die Intoxikation ganz offenbar die Infektion durch das Hepatitisvirus begünstigt hatte. Bisher war in der Literatur eine derartige Trichlorphenolintoxikation nicht bekannt, jedoch gab uns OETTEL (in einer persönlichen Mitteilung) an, daß er im Tierversuch mit Trichlorphenol schwere Lebernekrosen erzielt habe.

Ein Teil der Kranken wurde 5 Jahre später nachuntersucht (bioptisch). Das Pigment war immer noch nachweisbar. Die Erkrankung wurde als Berufskrankheit anerkannt.

Die Salpetersäureester *Dinitroglykol* und *Nitroglyzerine* sind offenbar keine ausgesprochenen Lebergifte. Soweit Verfettungen an Leber, Herz, Niere autoptisch beobachtet wurden, sind sie wohl Folgen mangelhafter Durchblutungen bzw. Anämien.

Minderung der Erwerbsfähigkeit bei Fettleber

Im vorstehenden Abschnitt war viel die Rede von der Fettleber, und man wird sich fragen, wieweit eine Fettleber die Arbeitsfähigkeit bzw. Erwerbsfähigkeit eines Menschen einschränkt. Die Beurteilung einer Fettleber ist sehr schwer, einfach deshalb, weil die Fettleber keine klinische Einheit ist. Man sehe sich noch einmal die auf Seite 102 gegebene Übersicht über die Ätiologie der Fettleber an. Sie ist ja meist nichts anderes als eine Begleiterscheinung einer anderen allgemeinen Krankheit bzw. Allgemeinschädigung. Eine Mastfettleber ist etwas völlig anderes als eine Fettleber bei toxischer Schädigung oder bei Diabetes oder bei Vitaminmangel oder bei Sauerstoffmangel. Meist ist ja gleichzeitig das Grundleiden dabei zu beurteilen. Insofern ist die nachstehende Übersicht sehr mit Vorsicht und Einschränkung anzusehen.

Nehmen wir einmal eine reine Fettleber, so könnte man folgendes sagen:

Fettleber	Stadium I	MdE 0–20%
	Stadium II	je nach dem Stadium der mesenchymalen Entzündungsreaktion, MdE 30–70%
	Stadium III	entspricht den oben angegebenen Zahlen für Zirrhosen

Belastungsfähigkeit von Leberkranken

Es ist selbstverständlich, daß bei der Begutachtung eines Leberkranken hinsichtlich seiner Arbeitsfähigkeit zu berücksichtigen ist, welchen Beruf er ausübt. Vor allem ist doch ein grundsätzlicher Unterschied, ob der Kranke eine körperliche Arbeit oder eine vorwiegend geistige Arbeit bei sitzender Tätigkeit auszuüben hat. Dieser unterschiedlichen Beurteilung versucht mein langjähriger Mitarbeiter W. Brühl[122] gerecht zu werden durch die Tabellen (Seite 110 ff.).

a) **Übersicht über das Maß der Belastungsfähigkeit bei verschiedenen Formen von Leberkrankheiten bei vorwiegend körperlicher Tätigkeit**	I. Verbot jegl. Tätigkeit (Bettruhe, klin. Behandlung)	II. gering. Belast. (Spaziergänge), keine Arbeit, Heilverfah.	III. mittlere Tätigkeit (Halbtagsarbeit), ggf. Heilverfahren	IV. volle berufl. Belast., aber gelegentlich ärztliche Kontrolle
A. *Chronische Hepatitis*				
1. völlig ruhend, stationär			+	
2. mäßige bzw. abklingende Zeichen von Aktivität		+		
3. ausgeprägte Aktivitätszeichen (floride Hepatitis)	+			
B. *Leberzirrhose*				
1. stationär (volle Kompensation)		+	(+)	
2. mäßig aktiv (leidl. Kompensation, Zustand nach Shunt-Op.)		+		
3. ausgesprochene Progredienz. Dekompensation (Neigung zu dystr. Schüben, Koma, Aszites, Ösophagusvarizen mit Blutungsneigung)	+			
C. *Fettleber*				
I. Stadium (ohne Mesenchymreaktion)				+
II. Stadium (mit Mesenchymreaktion, jedoch ohne stärkere Aktivität)		+		
III. Stadium (zirrhotische Veränderungen) floride: (sonst wie B. 1.)	(+)	+		
D. *Funktionelle Hyperbilirubinämie*				
1. angeborene Form: Morbus Gilbert-Meulengracht (Icterus juvenilis intermittens)				+
2. erworbene Form: Posthepatitische Hyperbilirubinämie				+

b) **Übersicht über das Maß der Belastungsfähigkeit bei verschiedenen Formen von Leberkrankheiten bei vorwiegend geistiger Tätigkeit**	**I.** Verbot jegl. Tätigkeit (Bettruhe, klin. Behandlung)	**II.** gering. Belast. (Spaziergänge), keine Arbeit, Heilverfah.	**III.** mittlere Tätigkeit (Halbtagsarbeit), ggf. Heilverfahren	**IV.** volle berufl. Belast., aber gelegentlich ärztliche Kontrolle
A. *Chronische Hepatitis*				
1. völlig ruhend, stationär				+
2. mäßige bzw. abklingende Zeichen von Aktivität		+	(+)	
3. ausgeprägte Akitivitätszeichen (floride Hepatitis)	+			
B. *Leberzirrhose*				
1. stationär (volle Kompensation)			(+)	+
2. mäßig aktiv (leidl. Kompensation, Zustand nach Shunt-Op.)		+	(+)	
3. ausgesprochene Progredienz. Dekompensation (Neigung zu dystr. Schüben, Koma, Aszites, Ösophagusvarizen mit Blutungsneigung)	+			
C. *Fettleber*				
I. Stadium (ohne Mesenchymreaktion)				+
II. Stadium (mit Mesenchymreaktion, jedoch ohne stärkere Aktivität)			+	
III. Stadium (zirrhotische Veränderungen) floride: (sonst wie B. 1.)	(+)	+		
D. *Funktionelle Hyperbilirubinämie*				
1. angeborene Form: Morbus Gilbert-Meulengracht (Icterus juvenilis intermittens)				+
2. erworbene Form: Posthepatitische Hyperbilirubinämie				+

Siderophilie (Hämochromatose)

Es wurde oben bereits darauf hingewiesen, daß im Anschluß an die schweren Hungerzustände, besonders in Gefangenschaft, auch vermehrt Eisenablagerungen in der Leber beobachtet werden, so daß es zu einer echten *Siderophilie (= Hämochromatose)* kommt.

Diese Beobachtungen sind für Fragen der Begutachtung außerordentlich wichtig, und es ist deshalb notwendig, einiges über die *Ätiologie dieser Krankheitszustände zu sagen.*

Die *Hämochromatose* wurde früher – daher der Name, der von RECKLINGHAUSEN stammt – auf vermehrten Blutzerfall zurückgeführt. Es ist richtig, daß vermehrter Blutzerfall, z. B. beim hämolytischen Ikterus und bei der perniziösen Anämie, zur verstärkten Fe-Ablagerung führt. Diese Zustände haben aber mit der echten Hämochromatose gar nichts zu tun und sind deshalb als Siderosen der Leber zu bezeichnen.

Die *echte Hämochromatose* (im Endstadium = Bronzediabetes) kommt niemals durch vermehrten Blutzerfall zustande – die großen dabei in den Organen, besonders in der Leber, abgelagerten Eisenmengen, die bis 40–50 g Eisen betragen, können nicht aus dem Blutzerfall stammen –, sondern nur *durch vermehrte Eisenresorption aus dem Magen-Darm-Kanal* zustande kommen; das haben Untersuchungen amerikanischer Autoren, insbesondere von GRANICK[145a], und Untersuchungen mit radioaktivem Eisen eindeutig bewiesen. Der Name *Hämochromatose* ist deshalb durchaus falsch und von uns durch die Bezeichnung *Siderophilie* ersetzt worden (Einzelheiten bei KALK[146 147]).

Nach unseren Untersuchungen muß man unterscheiden zwischen der echten *Siderophilie* und den *Siderosen.*

Einteilung der Siderosen

A. Die echte Siderophilie (Hämochromatose) mit erhöhtem Serumeisenspiegel und verminderter latenter Eisenbindungsfähigkeit.

1. Die primäre, konstitutionell bedingte Siderophilie (Siderophilie-Familien).
2. Die sekundäre Siderophilie, sich entwickelnd aus einer Hepatitis infectiosa, wahrscheinlich auch bei Mangelernährung, toxischer Schädigung der Leberzelle (Alkohol, Schwermetalle).

B. Siderosen

1. wie sie z. B. gefunden werden als sekundäre Eisenablagerungen bei Zirrhosen (Zirrhose primär – Eisenablagerung sekundär), bei Hepatitis epidemica (dort oft später wieder schwindend durch Abräumvorgänge);
2. bei Blutkrankheiten – oft verbunden mit Anämie, Panmyelophthise, sideroachrestischen Anämien (Heilmeyer), hämolytischen Anämien, gehäufter medikamentöser Eisenzufuhr und Transfusionen (Transfusionssiderose);
3. bei der Porphyria cutanea tarda
   a) angeboren
   b) erworben – Hepatitis, Mangelernährung, Hungerdystrophie, toxische Schädigung der Leberzelle durch Hexachlorbenzol (Cam und Mitarbeiter[148]), Alkohol, Blei, Salvarsan.

Es ist also nicht jede vermehrte Eisenablagerung in der Leber eine Siderophilie. Es muß in jedem Fall zunächst einmal mit Hilfe der klinischen und histologischen Untersuchungen geklärt werden, welche Form der vermehrten Eisenablagerung vorliegt.

Für die Begutachtung der Siderophilie ist wichtig, daß man mit Hilfe der Anamnese und mit Hilfe der Untersuchungen von Verwandten feststellt, ob eine primäre, konstitutionell bedingte Siderophilie vorliegt – für sie kommt eine Anerkennung als Berufskrankheit oder Wehrdienstbeschädigung nicht in Frage.

Anders liegen die Dinge bei der *sekundären Siderophilie.* Es liegen nun eindeutige Unterlagen darüber vor, daß sich eine sekundäre Siderophilie aus einer Hepatitis infectiosa entwickeln kann, und ganz besonders dann, wenn die Hepatitis infectiosa verknüpft war mit einer Mangelernährung. Wir selbst haben vier solche Fälle gesehen, das gleiche berichten PIRART und Mitarbeiter[149] und SIEDE und KLAMP[150]. In solchen Fällen ist also durchaus eine Anerkennung der sekundären Siderophilie als Wehrdienstbeschädigung möglich. Das gleiche gilt für eine Anerkennung als Berufskrankheit bei Schädigung durch Schwermetalle. Es ist nachgewiesen, daß bei schwerer Mangelernährung Eisen aus dem Darmtrakt vermehrt resorbiert wird (HEGSTEDT und Mitarbeiter[151], MÜHLER[152]). Eiweißmangel begünstigt im Tierversuch eine verstärkte Ablagerung von Eisen in der Leber (H. GAMERDINGERN und H. PIETZONKA[153a]).

Zu den *Siderosen* gehört die sekundäre Eisenablagerung bei Zirrhosen, wobei also erst die Zirrhose vorliegt und dann erst Eisen eingelagert wird; weiterhin die vermehrte Eisenablagerung bei manchen Fällen von Hepatitis (mit Ablagerung des Eisens in der Leberzelle und im Sternzellenapparat und dem Auftreten des sog. Diffuseisens [WEPLER und OPITZ]), die fast immer nach einiger Zeit zu verschwinden pflegt. Wieweit aus solchen Fällen sich sekundäre Siderophilien entwickeln können, ist noch nicht geklärt. Für die Begutachtung dieser Siderosen gilt das, was oben über die Zirrhose und Hepatitis gesagt wurde.

Die Siderosen bei Blutkrankheiten sind hier nicht zu besprechen.

Die Porphyria cutanea tarda, die in den letzten Jahren zweifellos zugenommen hat, geht mit einer erheblichen Eisenablagerung in der Leber einher. WALDENSTRÖM unterscheidet zwei Formen:

a) die Porphyria cutanea tarda,
b) die erworbene Form der Porphyria cutanea tarda symptomatica.

Die letztere ist zweifellos die häufigere Form. Da STICH[154] der Meinung ist, daß bei der Entstehung auch Hungerdystrophie und Hepatitis möglicherweise eine Rolle spielen, müßte man das bei einer etwaigen Begutachtung berücksichtigen (näheres siehe bei MÜHLER und GROS[91]). Uns ist aufgefallen, daß die Krankheit gehäuft bei Monteuren gefunden wird, die mit Motoren zu tun haben.

Es ist wichtig, die Siderophilien so früh wie möglich diagnostisch zu erfassen, ehe sie zu Bindegewebsvermehrung in der Leber und Schädigungen anderer Organe (Pankreas, Nebenniere, Hypophyse) geführt hat. Die Siderophilie macht lange Zeit keine Funktionsstörung der Leber und ist nur zu erkennen mit Hilfe der Leberpunktion. Als Leitsymptome haben dabei zu dienen eine Vergrößerung und Verhärtung der Leber, eine Erhöhung des Serumeisenspiegels und eine Verminderung der Eisenbindungskapazität. Die frühzeitige Erkennung ist wichtig, da die Siderophilie durch die von den Amerikanern DAVIS und ARROWSMITH angegebene Behandlung mit gehäuften, großen Aderlässen, die das abgelagerte Hämosiderin mobilisiert und entfernt, heilbar ist, wie wir in mehreren Arbeiten eindeutig nachgewiesen haben (KALK[146 147]). Neuerdings kann auch durch Injektionen von Desferal (WÖHLER[155]) eine vermehrte Eisenausscheidung im Urin erzielt werden. In späteren Stadien ist die Prognose schlecht. Über die Häufung des primären Leberkarzinoms bei Siderophilie (Hämochromatose) siehe Seite 119.

Überblick über die Bedeutung der Mangelernährung für die Entstehung von Leberkrankheiten

Sieht man einmal die Leberkrankheiten von dem Standpunkt aus, wieweit sie durch die Mangelernährung bzw. die alimentäre Dystrophie hervorgerufen bzw. in ihrer Entstehung begünstigt und in ihrem Verlauf beeinflußt werden, so ergibt sich die Zusammenschau, die in Abb. 6 gezeigt ist.

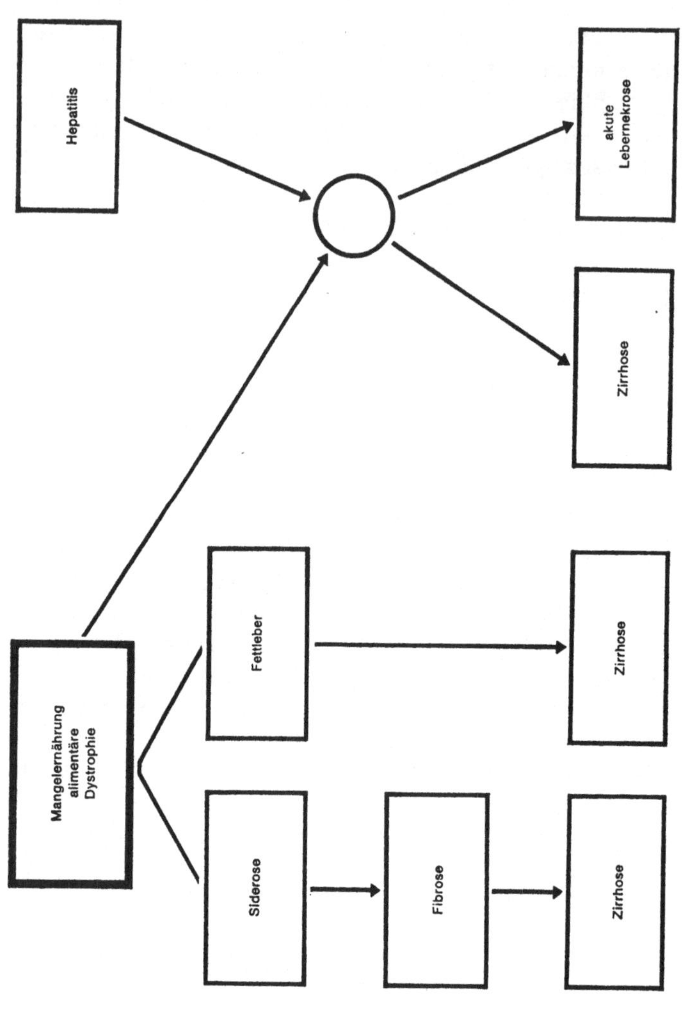

Abb. 6: Die Bedeutung der Mangelernährung (Dystrophie) für die Entstehung von Leberkrankheiten

Leber und Magen-Zwölffingerdarmgeschwür

Das sogenannte hepatogene Ulkus

Eine alte Beobachtung der Pathologen, daß bei der Sektion von Zirrhosekranken häufig Ulcera ventriculi und duodeni gefunden werden, hat JAHN[59] den Klinikern wieder ins Gedächtnis gebracht, und er hat demgemäß von einem hepatogenen Ulkus gesprochen. BAUR[60] fand in Sektionsprotokollen in 19,5% ein Zusammentreffen von Leberschädigungen und ulzerösen Veränderungen an Magen und Duodenum. Im Anschluß daran fand eine lebhafte Diskussion über die Frage von Ulkusgenese und Leber statt, auf die im einzelnen nicht eingegangen werden soll (s. bei STROBACH und E. WILDHIRT[156]). Eines ist sicher, daß nämlich im Sektionsmaterial bei Zirrhosen gehäuft Ulzera gefunden werden (in unserer Klinik z. B. fanden sich bei 1790 Sektionen 135 schwere Leberschäden, und von diesen wiesen 22 = 16,3% ein Ulkus auf, während im Gesamtmaterial der Sektionen der Anteil der Ulzera nur 5,6% betrug). Das gleiche trifft auf das klinische Krankengut nicht zu. Keineswegs finden sich bei den Leberkrankheiten gehäuft Ulzera (vgl. auch SIEDE und KLAMP[150]). Klinisch kann man also eigentlich kaum von einem hepatogenen Ulkus sprechen.

Unserer Meinung nach beschränken sich die Fälle von Ulkus (meist akute Ulzera) bei Lebererkrankungen auf ausgesprochen schwere Leberkrankheiten, also auf die akute Lebernekrose (akute gelbe Leberatrophie) und auf die Zirrhose bzw. Kombination von Zirrhose und Narbenleber bzw. postnekrotische Zirrhose, und zwar auf Fälle von richtigem Versagen der Leberfunktion mit entsprechend schlechten Leberfunktionsproben. In diesen Fällen scheint ein ätiologischer Zusammenhang zwischen Ulkusgenese und Leberkrankheiten zu bestehen. So erklärt sich auch die von anderen Autoren gefundene Diskrepanz zwischen dem pathologischen und dem klinischen Krankengut. Diejenigen, die zur Sektion kommen, sind eben die schweren

Fälle von akuter Lebernekrose und Zirrhose. Es sei dabei dahingestellt, wieweit in solchen Fällen für die Ulkusgenese erstens die portale Hypertension und zweitens prämortale Kreislaufstörungen eine Rolle spielen.

Wir gehen auf diese Verhältnisse deshalb hier noch einmal näher ein, weil uns schon in Gutachtenangelegenheiten Fälle zu Gesicht gekommen sind, bei denen ein Ulkusleiden auf eine Hepatitis epidemica mit Wehrdienstbeschädigung zurückgeführt worden ist. Davon kann keine Rede sein. Ein entsprechender kausaler Zusammenhang kommt nur in Frage bei schwerer Hepatitis necroticans, besonders mit Koma und bei Zirrhosen.

Das primäre Leberkarzinom

Nach dem Ausgangspunkt unterscheidet man von den Leberzellen ausgehende hepatozelluläre und von den Gallengangszellen ausgehende cholangioläre Karzinome. Das primäre Leberkarzinom ist in 87% der Fälle verknüpft mit Zirrhosen bzw. Narbenlebern = postnekrotischen Zirrhosen, wobei das hepatozelluläre Karzinom häufiger ist als das cholangioläre (POPPER und SCHAFFNER[157]). Primäre Karzinome ohne Zirrhose bzw. Narbenleber sind also außerordentlich selten. Diese Verbindung Zirrhose – Karzinom erklärt sich aus der im Sinne der Karzinogenese fehlgeleiteten Regeneration bei den chronischen Entzündungs- bzw. Regenerationsvorgängen mit Umbau. Geht man von den Zirrhosen aus, so entstehen bei ihnen in der gemäßigten Zone in 3–7% (nach RÖSSLE in 5%) primäre Leberkarzinome. Diese Zahlen gelten nur für die Länder Europas und Nordamerikas. In den ostasiatischen Ländern ist nach W. FISCHER[158] das primäre Leberkarzinom die häufigste Krebsmanifestation überhaupt, ähnliches beschreibt ROULET[159] für Westafrika. Sehr wahrscheinlich ist das eine Folge der eiweißarmen Ernährung. Nun gibt es aber auch bei uns bestimmte Fälle, bei denen die Entstehung von Karzinomen häufiger ist. So ist uns aufgefallen, daß bei der Kombination von Zirrhose mit Narbenleber, den sog. postnekrotischen Zirrhosen, die Entstehung eines primären Karzinoms sehr viel häufiger ist als die oben angegebenen Zahlen von 3–7%, ihre Zahl beträgt etwa 20%, also das Vierfache. Das gleiche wird auch von anderen Autoren (GALL, SAGEBIEL) berichtet. Das ist immerhin gerade für die Begutachtung bzw. für die Berufskrankheiten wichtig, da ja der größte Teil der sog. Zirrhosen nach toxischen Einwirkungen (s. obiges Kapitel über Hepatosen), also z. B. bei den Halogenkohlenwasserstoffverbindungen, bei den Nitro- und Amidoverbindungen des Benzols in Wirklichkeit keine atrophischen Zirrhosen, sondern Kombinationsformen von Zirrhosen + Narbenleber (= postnekrotische Zirrhosen) sind. Ebenso ist der Prozentsatz des primären Leberkarzinoms bei den Fällen höher, bei denen mit karzinogenen Stoffen gearbeitet wurde, etwa mit Arsen, aromatischen Aminen, Benzpyren. So hat ROTH[160] einen Prozentsatz von 20% bei den Arsenzirrhosen beschrieben. Bei der Zirrhose der Siderophilie (Hämochromatose, S. 112) ist ebenfalls der Prozentsatz des primären Leberkarzinoms auffallend hoch. Er beträgt in unserem Krankengut 16%, in der Literatur (POPPER und SCHAFFNER[157]) werden 7–20% angegeben.

Auffallend lang ist die Zeit der klinischen Latenz bei primären Leberkarzinomen. Wir haben laparoskopisch primäre Leberkarzinome diagnostiziert, die erst nach 5–7 Jahren klinisch manifestiert wurden.

Es ist einleuchtend, *daß, wenn eine Zirrhose gutachtlich als entschädigungspflichtige Erkrankung anerkannt ist,* auch das gleiche gilt für das primäre Leberkarzinom, das auf dem Boden der Zirrhose entstanden ist.

Leberschädigungen durch Trauma

Es ist kein Zweifel, daß Leberzerreißungen nach stumpfem Bauchtrauma vorkommen. Sie sind bei der Zunahme der Verkehrsunfälle häufiger geworden. In der Literatur wird 15–30% Mortalität angegeben (RATHKE[161]). Das Hauptsymptom ist der Schock, der Tod erfolgt oft durch Verblutung. Angeblich soll es auch nach solchen Verletzungen ein Leberkoma geben.

Übersteht der Verletzte die Zerreißung, dann bleiben kaum Dauerschädigungen zurück. A. W. FISCHER[163] spricht ganz richtig von einem Alles- oder Nichtsgesetz: entweder man stirbt an einer solchen Zerreißung, oder sie heilt vollkommen aus. Die Leber arbeitet mit einer so großen funktionellen Reserve (bekanntlich kann man im Tierversuch $^3/_4$ bis $^4/_5$ der Leber entfernen, ohne daß Funktionsausfälle auftreten), daß irgendwelche Bindegewebs- bzw. Narbenstränge, die nach einem Leberriß in dem Organ zurückbleiben, keine Funktionsausfälle bewirken können. Wie häufig sehen wir im Laparoskop schwere Narbenlebern nach durchgemachter Leberdystrophie, die keinerlei Funktionsausfall und keine Beschwerden erkennen lassen!

Wir sahen einmal im Laparoskop einen verheilten ausgedehnten Leberriß, der nach einem stumpfen Trauma vor vielen Jahren entstanden war (Verschüttung im Krieg), ohne daß irgendwelche Funktionsstörungen der Leber oder Beschwerden vorhanden waren.

Stern[162] behauptet, daß Traumen zu Leberzysten führen können. Auch von Krekes und Ewing[164] wird neuerdings ein solcher Fall berichtet. (Weitere Fälle siehe bei A. W. Fischer[163].)

Um echte Zysten kann es sich dabei aber nicht gehandelt haben. Wir sahen bis 1959 im Laparoskop 28 Zystenlebern, davon waren 8 erworbene Zysten, die meist auf dem Boden einer Zirrhose oder Narbenleber entstanden waren. Es fand sich kein Zusammenhang mit einem Trauma. 20 waren kongenital.

Abszesse der Leber können nach Zerreißungen entstehen (s. bei A. W. Fischer[163]).

Pfortaderthrombosen nach stumpfem Bauchtrauma wurden beobachtet.

Vorübergehender kurz dauernder Ikterus, nachdem ein Trauma die Lebergegend getroffen hat, kommt offenbar vor. Siede[165] hat solche Fälle beschrieben und dafür den Ausdruck „Commotio hepatis“ geprägt. Vielleicht geht der Weg dazu über eine durch das Trauma ausgelöste Kreislaufstörung in der Leber.

Wenn sich nach einer solchen Verletzung nicht sofort,

sondern nach einer gewissen Latenzzeit ein länger dauernder Ikterus vom Charakter der Hepatitis epidemica entwikkelt, so handelt es sich wahrscheinlich um eine echte Hepatitis epidemica, die durch das Trauma in Gang gesetzt worden ist. Erreger der Hepatitis epidemica waren bereits vorhanden; durch das Trauma wurde die Leber so weit geschädigt, daß der Erreger das geschädigte Lebergewebe angreifen konnte, ähnlich wie man es im Kriege öfters sah, daß eine Hepatitis epidemica ausbrach, nachdem vorher eine andere Infektionskrankheit überstanden war.

Wir sahen zwei Fälle (KALK[166]): Entstehung einer Hepatitis epidemica bei einem Krankenpfleger einige Zeit, nachdem er mit dem Rippenbogen auf den Rand der Badewanne aufgeschlagen war, und Auftreten einer Hepatitis epidemica bei einem Arbeiter, dem bei Säckeverladen ein Sack auf die Lebergegend gefallen war. (Ein ähnlicher Fall s. Dtsch. med. Wschr. 77 (1952), 466.) In diesen Fällen wird man den *Zusammenhang zwischen Hepatitis epidemica und Unfall* anerkennen. W. LINDNER und H. ABENDROTH[167] berichten über fünf Fälle von Ikterus nach stumpfer Bauchverletzung, von denen sie drei auf eine Commotio hepatis zurückführen, während sie zwei als eine Aktivierung einer bereits vorhandenen Virushepatitis auffassen.

Die Entstehung einer *Leberzirrhose* nach einem Trauma, die früher von UMBER, SENATOR, ALEXANDER, FINKELNBURG berichtet wurde, halte ich nach allem, was wir heute über die Zirrhose wissen, für unwahrscheinlich. Wahrscheinlich handelt es sich dabei nicht um eine echte Zirrhose, sondern um eine Leberatrophie durch eine traumatisch bedingte Thrombose der Pfortader bzw. eines größeren Astes der Pfortader.

Dagegen halte ich es für durchaus möglich, daß eine bereits vorhandene *Zirrhose durch ein Trauma* eine wesentliche und richtunggebende *Verschlimmerung* erfährt, und zwar weniger dadurch, daß das Trauma die Leber selbst trifft, als daß der mit einer Verletzung verbundene Eiweißzerfall und eventuell eine Wundinfektion eine bereits stationär gewordene Zirrhose wieder aktiviert (vgl. einen entsprechenden Fall von KAUFMANN[168]). Ähnliches gilt auch für andere Infektionen. Solche plötzlichen Aktivierungen einer Zirrhose sieht man z. B. auch nach Nierensteinkoliken.

Daß eine *akute Lebernekrose* nach einem Trauma entstanden ist, wurde in der Literatur früher wiederholt berichtet (CURSCHMANN[170], STÖCKENIUS[171], BERGEL[172], WIELE[173], VELDE[169]). Die Fälle, vor allem die von WIELE und VELDE, sind so, daß man kaum an der Wahrscheinlichkeit des Zusammenhanges zweifeln kann, zumal der Zeitraum zwischen Trauma und klinischen Erscheinungen der akuten Lebernekrose recht kurz ist. Möglicherweise ist es auch so, daß eine bereits latent vorhandende Hepatitis epidemica durch ein Trauma aktiviert wird bis zur akuten Lebernekrose.

Eines darf man bei der Frage des Zusammenhanges zwischen akuter Lebernekrose (Leberdystrophie, akute gelbe Leberatrophie) und Trauma nicht vergessen: Die Verletzungen führen oft zu langdauernden großen operativen Eingriffen und zu erheblicher Zertrümmerung von Gewebe. Und damit ist an sich schon eine Schädigung der Leber verbunden (so sieht man auch bei größeren Eingriffen einen Anstieg der Transaminasen, abgesehen von vermehrtem Auftreten von Urobilin und Urobilinogen im Urin und einem leichten Auftreten von Bilirubin im Serum; vgl. M. SCHMIDT[174] und Mitarbeiter). Entscheidend wird aber für einen plötzlichen Zusammenbruch des Leberparenchyms die Narkose. Schon Evipan z. B. ist ja als Barbitursäurederivat eine leberschädigende Substanz und manche moderne Narkotika wie z. B. Halothan (ein Trifluoräthan) sind es nicht minder. Die Kombination zweier solcher Präparate wirkt potenzierend (von Halothan sind Massennekrosen im Sinne einer akuten Lebernekrose bekannt). In solchen Fällen entwickelt sich doch als Folge von Verletzung und Narkose und Operation eine akute Lebernekrose, deren Symptome schon wenige Tage nach dem Unfall einsetzen.

Wir haben in letzter Zeit wiederholt solche Fälle begutachtet, bei denen die Vorgutachter einen Zusammenhang zwischen Trauma und akuter Lebernekrose abgelehnt haben und ein zufälliges Zusammentreffen zwischen Trauma und Virusinfekt angenommen hatten; an den Zusammenhang mit der langdauernden Narkose bzw. den Narkosemitteln war nicht gedacht worden. Im Gegensatz zu den Vorgutachtern haben wir den Zusammenhang bejaht.

Verständlicherweise kann es auch einmal so sein, daß eine bereits latent vorhandene anikterische Hepatitis epidemica durch ein Trauma aktiviert wird bis zur akuten Lebernekrose.

Daß ein Leberkarzinom auf dem Boden eines Traumas entsteht (CALCAGNI, zit. nach VELDE[169]), halte ich für so unwahrscheinlich, daß man einen solchen Zusammenhang nicht anerkennen kann.

Interessant ist eine Arbeit von COLOMBE[175]. In ihr wird berichtet, daß im Anschluß an eine unfallbedingte *Leberzerreißung*, die operativ mit Erfolg behandelt wurde, in vier von insgesamt neun Fällen nach fünf Jahren, drei Jahren, zwei Jahren *Gallensteine* operativ nachgewiesen werden konnten, während bei der ersten Operation Gallenblase und Gallenwege noch intakt gewesen waren. Hier scheint tatsächlich ein ursächlicher Zusammenhang zu bestehen. In Zukunft wird man darauf achten müssen.

Gallenwege

Über traumatische Schädigung der Gallenwege siehe bei A. W. FISCHER[163].

Dyskinesie, Cholezystitis, Cholelithiasis

Die häufigsten Erkrankungen der Gallenblase sind die Dyskinesien, die Cholezystitis, die Cholelithiasis.

Bei den Dyskinesien ist die normale Zusammenarbeit zwischen Austreibungsfunktion der Gallenblase durch aktive Kontraktion und Retentionsfunktion der Sphinkteren am Kollum-Zystikus-Gebiet und in der Papillengegend gestört. Die Folge davon ist entweder beschleunigte Austreibung der Galle oder verlängertes Verweilen der Galle in Gallenwegen und Gallenblase, also Stauung. WESTPHAL, SCHÖNDUBE, KALK haben die Dyskinesien unterteilt in hyperkinetische und hypokinetische, hypertonische und hypotonische Dyskinesien.

Die Dyskinesie der Gallenwege und Gallenblase ist eine der Vorbedingungen für die Entstehung von Cholezystitis und Cholelithiasis, da die Stauung einerseits die Einwirkung von Bakterien begünstigt, andererseits Stauung und damit vermehrte Konzentrierung der Galle das Ausfallen von Konkrementen in die Wege leitet.

Die Entzündung der Gallenblase ist ihrerseits wieder eine der Vorbedingungen für die Ausfällung von Konkrementen, da die mit der Entzündung verbundene vermehrte Eiweißabscheidung in die Galle die Ausfällung der Konkremente begünstigt (s. S. 127).

So hängen die drei häufigen Erkrankungen der Gallenwege auf das engste ursächlich zusammen.

Die Dyskinesien entstehen durch Störungen im vegetativen System, also neurohormonal. Sie finden sich demnach einerseits bei Störungen der inkretorischen Drüsen (z. B. Thyreoidea, Parathyreoidea, Ovarien usw.), andererseits bei Störungen des vegetativen Nervensystems (anlagebedingt oder erworben). Von den letzteren interessieren hier für die Begutachtung diejenigen, die traumatisch zustande kommen nach Gehirnerschütterungen und Gehirnverletzungen. Zweifellos entstehen nach diesen Traumen über den Weg des Zwischenhirnes Dyskinesien, sie klingen aber nach einiger Zeit ab – es sei denn, daß es zu einer traumatischen Epilepsie kommt – und reichen allein nicht aus, eine Cholezystitis oder Cholelithiasis zu erzeugen. Bei bereits bestehender Cholezystitis oder Cholelithiasis können sie aber eine Aktivierung hervorrufen.

Dyskinesien allein bedingen keine oder nur ganz geringe Erwerbsminderung (etwa um 10–15%).

Die Cholezystitis kommt zustande durch das Zusammenwirken von Dyskinesie mit einem Infekt. Die Erreger des Infektes erreichen die Gallenblase entweder hämatogen – das findet sich z. B. bei Sepsis – oder durch Ausscheidung der Bakterien mit der Galle – z. B. beim Typhus oder Paratyphus – oder durch aufsteigende Infektion vom Duodenum aus. Im letzteren Fall sind die Erreger meist Bact. coli und Enterokokken.

Bei der Begutachtung einer *Cholezystitis* – Entzündung der steinfreien Gallenblase – als entschädigungspflichtige Krankheit wird man zu bedenken haben, daß anlagebedingt nur die Neigung zur Dyskinesie sein kann, während die dazugehörige Infektion stets erworben ist. Nach Krankheiten, die mit einer Streuung von Bakterien auf dem Blutweg einhergehen, insbesondere einer Sepsis, wird man meist eine hämatogene Entstehung annehmen können und die Frage erörtern müssen, inwieweit die primäre Erkrankung, also die Sepsis, als entschädigungspflichtige Krankheit anzusehen ist.

Die Ausscheidung von Bakterien mit der Galle kommt vor allem bei Typhus- und Paratyphusinfektionen vor. (Übrigens reicht die Ausscheidung dieser Bazillen meist nicht aus, um eine Cholezystitis zu erzielen; meist tritt noch eine Sekundärinfektion dazu). Wenn also eine derartige Infektionskrankheit durchgemacht und der Fall der Entschädigungspflicht gegeben ist (z. B. bei Berufsinfektionen von Ärzten und Personen der Krankenpflege), so ist auch die Cholezystitis als entschädigungspflichtige Krankheit aufzufassen. Im Wehrdienst durchgemachte Typhus- und Paratyphusinfekte wird man als Wehrdienstbeschädigung anerkennen.

Am häufigsten entsteht wohl die *Cholezystitis durch aufsteigende Infektion vom Duodenum* aus dann, wenn Stauungen im Choledochus die Aszension begünstigen. Meist handelt es sich um Bact. coli und Enterokokken. All die Momente, die die Besiedelung des normalerweise keimfreien Duodenums mit diesen Erregern herbeiführen, können also zu einer Cholezystitis und Cholangitis führen. Hier sind in erster Linie die *Folgezustände der Ruhr* zu nennen, darüber hinaus aber auch alle anderen Zustände, die zu einer Anazidität oder Achylie des Magens auf dem Boden einer atrophischen Gastritis führen (s. S. 18). Ist die Ruhr oder die atrophische Gastritis als entschädigungspflichtig anzusehen, so ist es auch die nachfolgende Cholezystitis.

Die Lambliosis kann durch Aszension in die Gallenwege eine Cholezystitis verursachen, sie kann aber weder als Wehrdienstbeschädigung noch als andere entschädigungspflichtige Krankheit angesehen werden.

Ein besonderer Fall ist die *Cholezystitis nach einer durchgemachten Hepatitis epidemica*, von EPPINGER und von G. v. BERGMANN vermutet, von STOCKINGER[176] und STÖRMER[177] auf Grund klinischer Beobachtung behauptet, wurde von uns bioptisch nachgewiesen, daß sich bei Hepatitis epidemica häufig eine begleitende Entzündung der Gallenblasenwand findet (KALK[178]) und gleichzeitig eine Störung der Entleerungsfunktion der Gallenblase (KALK und BÜCHNER[179]). In den Fällen, in denen die Hepatitis epidemica entschädigungspflichtig ist (s. S. 73 ff.: Entstehung im Wehrdienst oder als Berufserkrankung), wird man auch die begleitende und nachfolgende Cholezystitis als entschädigungspflichtige Krankheit auffassen.

Bei der *Cholelithiasis* liegen die Verhältnisse noch etwas verwickelter. Denn hier tritt als neuer Faktor für die Entstehung von Konkrementen zur Stauung und eventuellen Infektion noch hinzu eine *Veränderung in der Zusammensetzung der Lebergalle.* Dieser Faktor kann so ausschlaggebend sein, daß er zusammen mit der Stauung allein ausreicht, um zu einer Ausfällung von Konkrementen zu führen. Das ist z. B. der Fall bei den reinen Cholesterinsteinen (ASCHOFF), die bei vermehrter Cholesterinausscheidung zustande kommen (Schwangerschaft, angeborene Hypercholesterinämie, Hypercholesterinämie bei cholesterinreicher Ernährung, bei Diabetes). Meist sind beim Gallensteinleiden alle drei Faktoren vorhanden: Stauung, veränderte Zusammensetzung der Lebergalle und Entzündung; dabei entstehen dann die sogenannten Kombinationssteine.

Die Veränderungen der Lebergalle in solchen Fällen, die die Ausfällung der Konkremente begünstigen, sind zu suchen in

1. *vermehrtem Eiweißgehalt der Galle,* teils durch die eiweißhaltigen Entzündungsprodukte der Gallenwege, teils durch vermehrten Eiweißgehalt der Lebergalle bei Hepatitis (früher von RAUE, KALK, KÜHN und ALTMANN nachgewiesen, neuerdings bestätigt durch die Elektrophorese der Galle durch HARTMANN und KOHL[180], dort weitere Literatur),
2. *Verschiebung der pH-Werte der Galle* durch die Entzündung zum isoelektrischen Punkt, bei dem die Neigung zur Ausfällung am größten ist,
3. *Dyskrasie der Galle:* Verschiebung des normalen Verhältnisses zwischen Schutzkolloiden (Gallensäuren) und den übrigen Gallenbestandteilen (insbesondere Cholesterin),
4. *Verschleppung kleiner organischer Bestandteile* aus der Leber (z. B. kleine Gallenzylinder) in die Gallenblase, wo sie als Kondensationskerne dienen,
5. *Veränderungen im Mineralgehalt der Galle* (Überwiegen von Kalziumionen).

Sind erst Konkremente vorhanden, so wird durch sie meist weiterhin die Entzündung unterhalten.

Was die *Beurteilung der Cholelithiasis* als entschädigungspflichtige Krankheit betrifft, so ist folgendes zu berücksichtigen:

In dem überwiegenden Teil der Fälle ist die Gallensteinkrankheit anlagebedingt und erbbedingt (KALK[181], v. VERSCHUER[22]). Es gibt ganze Familien von Gallensteinträgern und -kranken. Überwiegend betroffen ist das weibliche Geschlecht. Sind Männer befallen, so stammt der „Gallensteinerbteil" meist von der Mutter. Alle Faktoren, die oben als begünstigend für die Infektion angeführt sind, begünstigen auch die Entstehung der Steinkrankheit (aszendierende Infektion, hämatogene Infektion, Ausscheidungsinfektion). Praktisch am häufigsten sind wiederum eine durchgemachte Typhus-, Paratyphus-Ruhr-Infektion zu berücksichtigen.

Besonders hinzuweisen ist wiederum auf die *Häufigkeit der Cholelithiasis nach durchgemachter Hepatitis epidemica,* die bei der Aufnahme der Anamnese besonders zu erforschen ist. Denn hier besteht nicht nur die von uns eingehend beschriebene Störung der Gallenblasenentleerung und eine Infektion der Gallenblasenwand, sondern auch *eine ausgesprochene Veränderung der Lebergalle,* die besonders die oben angeführten Punkte 1—4 betrifft.

Sind Typhus, Paratyphus, Ruhr und Hepatitis epidemica als entschädigungspflichtig anzuerkennen, so ist auch die Cholelithiasis in gleichem Sinne aufzufassen.

Sinngemäß gilt das auch für *Folgezustände der Cholelithiasis:* Empyem, Cholangitis, cholangitische Zirrhose, postoperative Beschwerden nach Cholezystektomie, Gallenblasenkarzinom.

Gallenblasenerkrankungen und Trauma

Cholezystitis und Cholelithiasis nach Trauma sind möglich dann, wenn bereits eine Infektion der Gallenblase vorlag. Meist handelt es sich dabei darum, daß eine Cholezystitis und Cholelithiasis bereits vorhanden waren und nur durch das Trauma aktiviert wurden. Hat das Trauma direkt die Lebergegend getroffen, so setzen die Beschwerden sofort nach dem Trauma ein, und damit kann auch eine für den weiteren Verlauf *richtunggebende Verschlimmerung einsetzen.* Hat das Trauma nicht die Lebergegend getroffen, so ist ebenfalls eine Aktivierung einer alten Cholezystitis bzw. -lithiasis möglich. Sie kommt zustande durch einen stärkeren, mit dem Trauma verbundenen Eiweißzerfall (große Blutergüsse, Zertrümmerungen; s. A. W. FISCHER und die Fälle von BIEBL[182]). Charakteristisch für eine solche Aktivierung einer bereits bestehenden Cholezystitis und Cholelithiasis ist, daß die Gallenblasenbeschwerden erst nach dem Verstreichen eines Intervalls von 2–3 Wochen einsetzen. Die Aktivierung in diesen Fällen ist meist nur vorübergehend. Sie hält nur dann an, wenn ein Interesse an der Erreichung einer Rente besteht. Steine können durch Trauma dann entstehen, wenn es infolge eines Traumas zu einer Blutung in die Gallenwege gekommen ist (s. A. W. FISCHER[163] und VELDE[169]). Zweifellos handelt es sich um außerordentlich seltene Fälle.

In diesem Zusammenhang mit Cholelithiasis muß auf eine Fehlbeurteilung hingewiesen werden, die wir häufig erlebt haben. Es kommt immer wieder vor, daß Personen, die an einer latenten oder zur Zeit nicht aktiven Cholelithiasis leiden, nach einem opulenten Essen in einem renommierten Restaurant (meist handelt es sich um Hummer, Krabben, Mayonnaise und ähnliche Speisen) von schweren Oberbauchschmerzen mit Erbrechen befallen werden und der Inhaber des Restaurants verklagt wird wegen angeblicher „Hummer-, Austern- oder Krabbenvergiftung". Oft sind dann noch ein gefälliger Ehemann oder andere gefällige Bekannte vorhanden, die bestätigen, daß es auch ihnen nach dem Genuß der Speisen übel geworden sei. In Wirklichkeit handelt es sich um nichts anderes als um banale Gallen- oder Pankreaskoliken nach dem Genuß nicht verdorbener, sondern besonders fettreicher Speisen, und die Anerkennung solcher Erkrankungen als entschädigungspflichtige Krankheit mit Rente und Kuraufenthalt bedeutet durchaus ein Fehlurteil.

Ist nachgewiesen oder zumindest überwiegend wahrscheinlich, daß eine Cholezystitis oder Cholelithiasis ein entschädigungspflichtiges Leiden darstellt, so kann man etwa folgende Zahlen einer *mittleren Erwerbsbeschränkung* annehmen: für Cholezystitis bei steinfreier Gallenblase 10–20%, für Cholelithiasis 20–40%. Im Einzelfall können natürlich diese Zahlen erheblich schwanken und besonders bei Cholelithiasis mit Komplikationen auch höher sein.

Bei der Begutachtung dieser Kranken ist immer daran zu denken, daß es sich oft nur um vorübergehende Zustände handelt, die wir bei der Untersuchung als Gutachter sehen, gewissermaßen um ein Augenblicksbild. Man sollte deshalb, ehe man eine dauernde Erwerbsminderung festsetzt, eine Nachuntersuchung nach einem gewissen Zeitraum, etwa nach 1 Jahr, verlangen.

Schlußbemerkung

Es ist fast banal, zu sagen, daß man als Grundlagen einer Begutachtung immer eine exakte Diagnose voraussetzen muß. Auf dem Gebiet der Gallenblasen- und Gallenwegserkrankungen ist das durch den Ausbau diagnostischer Methoden, wie der Duodenalsondierung und vor allem der Röntgenuntersuchung mit Cholezystographie und Cholangiographie, durchaus möglich. Aber auch bei den Leberkrankheiten, die lange genug ein dunkles Kapitel der Oberbauchdiagnostik waren, sind wir durch den Fortschritt der diagnostischen Methoden (Ausbau der Leberfunktionsproben und vor allem des bioptischen Verfahrens) heute durchaus dazu in der Lage. Nichtssagende Ausdrücke wie „Hepatopathie" – vergleichbar dem berüchtigten „Myokardschaden" im Elektrokardiogramm – müssen verschwinden. Damit soll nicht einer geist- und uferlosen Laboratoriumsdiagnostik das Wort geredet sein. Ausschlaggebend bleibt auch da Wissen, Erfahrung und ärztliches Können des Untersuchers, der gegebene Befunde in das Gesamtbild des Untersuchten einzuordnen und seine Entscheidung zu treffen hat – „unparteiisch und nach bestem Wissen und Gewissen".

Schrifttum zur Begutachtung der Krankheiten des Magen-Darm-Kanals, der Leber und Gallenwege

[1] STARCK, N., Militärarzt 8 (1943), 315–318. – [2] KALK, H., Das Magen- u. Zwölffingerdarmgeschwür im Kriege. Leipzig 1954. – [3] PASCHLAU, G., Dtsch. Med. Wschr. 76 (1951), 1622–1644. – [4] KONJETZNY, G. E., Die Entzündungen des Magens in: Hdb. d. spez. pathol. Anatomie, Hg. Henke u. Lubarsch, Bd. 4, 2. Teil. Berlin 1926. – [5] FISCHER-WASELS, in: Hdb. norm. und Pathol. Physiologie, Hg. Bethe, v. Bergmann u. a., Berlin 1928, 14/2; Klin. Wschr. 1928, 53, 106, 153; Klin. Wschr. 1930, 1153. – [6] USLAND, Acta chir. Scand. 76 (1935), 485. – [7] VELDE, G., Zschr. Klin. Med. 134 (1938), 5. – [8] HÄRING, W., Klin. Wschr. 17 (1938), 1586; Med. Klinik 34 (1939), 39. – [9] KADE, H., Die Bedeutung der chronischen Gastritis als praecarcinomatöse Erkrankung, Hamburg 1949. – [10] BÜCHNER, F., Die Pathogenese der peptischen Veränderungen. Jena 1931; Klin. Wschr. 1930, 1. – [11] KALK, H., Das Geschwür des Magens und Zwölffingerdarmes. Berlin 1931. – [12] DEMLING, L., Dtsch. Med. Wschr. 86 (1961), 1337 (Geschwürsentstehung). – [13] HEINKEL, K., K. ELSTER, N. HENNING, Dtsch. Arch. Klin. Med. 202 (1956), 675. – [14] HENNING, N., K. HEINKEL, K. ELSTER, Klin. Wschr. 32 (1954), 1088. – [15] POSSELT, Abhdlg. a. d. Geb. der Verdauungskrankheiten 9 (1924), 1. – [16] SCHÖNEBERG, G., Die ärztliche Beurteilung Beschädigter. Darmstadt 1952. – [17] KALK, H., Ärztl. Wschr. 1947, 623–626. – [18] GLATZEL, H., Med. Klinik 57 (1956), 245. – [19] HELD, A., Der medizin. Sachverständige 52 (1956). – [20] LAMBLING, A. u. S. BONFILS, Das Ulcus in der Zwangssituation, Ärztl. Forschung I, 208, H. 4, 1960. – [21] KATSCH, G., H. PICKERT, Hdb. d. Inn. Med., Hg. v. Bergmann, Frey u. Schwiegk. 4. Aufl., Bd. 3, Teil 1. Berlin, Göttingen, Heidelberg 1952. – [22] VERSCHUER, O. Frhr. v., Erbpathologie, 4. Aufl. Dresden, Leipzig 1945. – [23] IVY, A. C., F. T. FLOOD, Ref. Kongr. Zbl. 133, 35. – [24] ROBINSON, Rev. Gastroenterol. 14 (1947), 489. – [25] KALK, H., Dtsch. Med. Wschr. 60 (1934), 1465; Zschr. Klin. Med. 108 (1928), 225. – [26] ZOLLINGER, R. M., T. V. CRAIG, Endocrine Tumors and peptic Ulcer, s. bei

Kirsner Symposion on peptic ulcers, Americ. J. Med. 29 (1960), 723. – [27] DEMLING, L., Dtsch. Med. Wschr. 86 (1961), 1337. – [28] SELYE, Einführung in die Lehre vom Adaptionssyndrom. Stuttgart. – [29] GRAY, BENSON, REIFFENSTEIN und SPIRO, J. Americ. Med. Ass. 147 (1951), 1529–1537. – [30] HAUSER, G., Hdb. d. spez. pathol. Anat. von Henke u. Lubarsch, Bd. 4, Teil 1. Berlin 1926. – [31] HOFFMANN, V., BRUNS, Beitr. Klin. Chir. 150 (1930), 7. – [31a] SPANG, Das Altersulcus an Magen und Zwölffingerdarm. Stuttgart 1948. – [32] VEIL, W. u. A. STURM, Die Erkrankung des Stammhirns. 2. Aufl. Jena 1946. – [33] KALK, H. u. W. BRÜHL, Dtsch. Arch. Klin. Med. 193 (1948), 363–371. – [34] SACK, H., Zur Frage der zentralnervösen Regulationsstörungen beim Hirntraumatiker. Hamburg 1947. – [35] BODECHTEL, G. u. H. SACK, Med. Klin. 42 (1947), 133. – [36] GAGEL, O., Klin. Wschr. 24/25 (1947), 389. – [37] WEDLER, H. W., Stammhirn u. Innere Erkrankungen. Berlin–Göttingen–Heidelberg 1953. – [38] STAEMMLER, M., Dtsch. Med. Wschr. 74 (1949), 1485. – [39] SPICER, STEWART u. WINSER, Lancet 1944, 14. – [40] KALK, H. u. M. L. KNÜPPEL, Der med. Sachverständige 54 (1958), 133–135. – [40a] BETZ, Acta gastro enterol. Belg., Supp. 1949, 39–52. – [41] REICHERT, F., Dtsch. Med. Wschr. 66 (1940), 633. – [42] VITTOT, Arch. Mal. Appor. dig. 31 (1942), 201. – [43] KALK, H., Vortrag auf der Kriegstagung der Deutschen Gesellschaft für Innere Medizin, Wien 1943. – [44] KALK, H., Dtsch. Med. Wschr. 69 (1943), 559. – [45] HENNING, N., und H. STADLER, Dtsch. Med. Wschr. 74 (1949), 136. – [46] MONCKE, C., Dtsch. Med. Wschr. 75 (1950), 1001. – [47] HAMPERL, H., Erg. allg. Path. 26 (1932), 353. – [48] HAEMMERLI, Helv. Med. Act. 8 (1941), 691. – [49] MARKOFF, N., Magenentzündung und Magengeschwür als Dienstbeschädigung. Bern 1941; Schweiz. Med. Wschr. 1943, 157. – [50] MICHAUD, Helv. Med. Act. 8 (1941), 666–690. – [51] SAWITT, Rev. Gastroenterol. 14 (1947), 401–409. [52] WESTPHAL, K., Zschr. Klin. Med. 145 (1949), 240–257. – [53] WILEN und POOLE, Gastroenterology 9 (1947), 253–271. – [54] BURGMANN, W., persönliche Mitteilung. – [55] ZSCHAU, Münch. Med. Wschr. 92 (1950), 502 bis 506. – [56] BANSI, H. W., Das Hungerödem. Stuttgart 1949; Dtsch. Med. Wschr. 78 (1953), 1318–1321. – [57] KAUFMANN, W. A., Gastroenterologia 75 (1949/50). 147. – [58] KALK, H., Zschr. Klin. Med. 108 (1928), 225. – [59] JAHN, D., Klinik u. Praxis 12 (1946), 221; Dtsch. Med. Wschr. 74 (1949) 229–231. – [60] BAUR, A. G., Med. Klinik 44

(1949), 537–539. – [61] LYON, E., Med. Klinik 58 (1963), 1514. – [62] ALBERTINI, V. u. VERDEN, Beitr. path. Anat. 1938, 100, 430. – [63] KAUFFMANN, Fr. u. SCHRECKER, Zschr. Klin. Med. 152 (1953), 151. – [64] STRAUBE, Arch. Gewerbepath. 10 (1940), 349–359. – [65] GLATZEL, H., Ärztl. Wschr. 1947, 424; 933, 1065; Ärztl. Wschr. 1949, 165, 494; Fortschr. Diagn. 1951, 1. – [66] KAUFMANN, W. A., Dtsch. Zschr. f. Verd. Krkht. 5 (1941), 76. – [67] REICHERT, Dtsch. Med. Wschr. 66 (1940), 633. – [68] WIEBEL u. KUNSTREICH, Münch. Med. Wschr. 82 (1940), 94. – [69] SINGER, L., Regensburger Jahrbuch, Ärztl. Fortb. 3, Lfg. 1, 59–61. – [70] BÜCHNER, F., Allgemeine Pathologie. München 1956. – [71] BAUER K. H., Das Krebsproblem. Berlin–Göttingen–Heidelberg 1949. – [72] KALK, H., Hdb. d. Inn. Med., 3. Aufl. Berlin 1938, Bd. 3, Teil 1, 510–653. – [73] v. BEUST, Praxis, Bern (Schweiz) 1948, 41. – [74] KNOTHE, W., Klin. Wschr. 10 (1931), 520. – [75] BRÜHL, W., Zschr. Klin. Med. 144 (1944), 114. – [76] KALK, H., Internist 3 (1962), 412–423. – [77] ZUKSCHWERDT, L. und ECK, Dtsch. Zschr. Chir. 236, 424. – [78] HAFTER, E., Praktische Gastroenterologie, 2. Aufl. Stuttgart 1962. – [79] KEELE u. BOUND, Brit. Med. J. 124 (1946), I, 77. – [80] HANSEN, JECKELN, RUPPERT, Darmbrand. Stuttgart 1949. – [81] HOLLER, Zit. nach 82. – [82] WALTHER, G., in: Hdb. d. Inn. Med., Hg. v. Bergmann, Frey u. Schwiegk, 4. Aufl., Bd. I, Teil 2, 27. Berlin–Göttingen–Heidelberg 1952. – [83] KRIEGER, Münch. Med. Wschr. 83 (1941), 1125. – [84] SCHEIDEL, Zit. nach 82. – [85] STÖRMER, A., Med. Klinik 41 (1946), 305 u. 341. – [86] KALK, H., Ref. Kongr. d. Dtsch. Röntgenolog. Ges. in: Fortschr. d. Röntgenstrahlen 54 (1936), 1–16. – [87] KALK, H., u. E. WILDHIRT, Klinik der Gegenwart, München–Berlin 1958, Bd. VII, S. 377–508. – [88] HURST, Guys Hosp. Rep. 317, 85. – [89] SIEGMUND, in: Handbuch spez. path. Anatomie, Hg. Henke u. Lubarsch, Bd. 4, Teil 3, 385. Berlin 1929. – [90] TAYLOR, A. R., W. A. RIGHTSEL, J. D. BOGGS, J. W. MCLEAN, Americ. J. Med. 32 (1962), 679; BOGGS, J. D., in: Aktuelle Probleme der Hepatologie, hg. von G. A. Martini. S. 173–179. Stuttgart 1962. – [91] MÜHLER, E. u. H. GROS, Über die Begutachtung der Leberkrankheiten, hg. von der Deutschen Laevosanges. Mannheim 1964. – [92] ANDERS, W. u. Th. KIMA, Zbl. Bakteriol. 176 (1959), 1; ANDERS, W., Bundesgesundheitsblatt 1960, 389, 382–428. – [93] KALK, H., Helvet. Med. Acta 28 (1961), Fasc 4, 387. – [94] SIEDE, W., Virushepatitis und Folgezustände, 2. Aufl. Leipzig 1958; Der Internist 3 (1963), 446. – [95] HAHN, H.,

Dtsch. Med. Wschr. 76 (1951), 629; Klin. Wschr. 29 (1951), 574. – [96] BENNET, A. M., R. B. CAPPS, A. E. DRAKE, R. H. EHLINGER, E. H. MILLS, J. STOKES jr., A. M. A. Arch. Intern. Med. 90 (1952), 37. – [97] CREUTZFELDT, W., H. SCHMIDT, R. RICHERT, K. KAISER, M. MATTHES, Dtsch. Med. Wschr. 87 (1962), 1801. – [98] GOULD, Rh., Americ. J. Hyg. 43 (1946), 248. – [99] NEEFE, J. R., Arch. intern. Med. 31 (1947), 857; Americ. J. Med. 16 (1954), 710; NEEFE, J. R. u. S. S. GELLIS, J. STOKES jr., Americ. J. Med. 1 (1946), 3. – [100] POPPER, H. u. SCHAFFNER, Die Leber, Struktur und Funktion. Stuttgart 1961. – [101] LEIBOWITZ, GREENWALD, COHEN u. LITWINS, J. Americ. Med. Ass. 140 (1949), 1331. – [102] KUH und WARD, J. Americ. Med. Ass. 143 (1950), 631. – [103] RYSSING, DAHL, GAUSTADT, STROMBECK, sämtl. zit. nach 104. – [104] MADSEN, Postgrad. Med. 11 (1952), 517 bis 522. – [105] HOFMANN, Zbl. f. Inn. Med. 1952, 965. – [106] JUNGK, Wschr. Unfallheilkunde 56 (1953), 257–268. – [107] POPPER, L. u. A. RABE, Wien. Klin. Wschr. 75 (1963), 387. – [108] LANGER, G. u. J. WILDE, Zbl. f. Chir. 88 (1963), 697–705. – [109] ROEMER, G. B., Dtsch. Med. Wschr. 88 (1963), 2081–2084. – [110] Zit. nach Roemer, 109. – [111] BRÜHLMEYER, G., Bundesgesundheitsblatt 3 (1960), 394. – [112] KALK, H., Dtsch. Med. Wschr. 77 (1952), 1131. – [113] KALK, H., Die Lebensprognose der infektiösen Hepatitis Ref. a. d. Weltkongreß f. Versicherungsmedizin, Scheveningen, 12–14/VI, 58. – [114] KALK, H. u. E. WILDHIRT, Klinik der Gegenwart, hg. von Cobet, Gutzeit, H. E. Bock, F. Hartmann, Bd. 7, S. 377. München–Berlin, 1958. – [115] WEPLER, W., Fortschritte der Gastroenterologie, hg. v. E. Wildhirt. S. 231–277. München–Berlin 1960. – [116] KALK, H., Dtsch. Med. Wschr. 75 (1950), 1317–1323. – [117] KALK, H., Cirrhose u. Narbenleber, 2. Aufl. Stuttgart 1957. – [118] ČERLEK, S., R. OESTERLE u. E. WILDHIRT, Zschr. f. Gastroenterologie 2 (1964), 201–207. – [119] KALK, H., Gastroenterologia 84 (1955), 207. – [120] KALK, H. u. E. WILDHIRT, Zschr. Klin. Med. 153 (1955) 354 bis 387. – [121] GALAMBROS, F. T. u. J. R. MCLAREN, Arch. Int. Med. 11 (1963), 214. – [122] BRÜHL, W., Münch. Med. Wschr. 106 (1964), 885–891. BRÜHL, W., Leber u. Gallenwegserkrankungen, Stuttgart 1965. – [123] KALK, H., Dtsch. Med. Wschr. 76 (1951), 357–358. – [124] KALK, H. u. J. ULBRICHT, Zschr. Klin. Med. 148 (1951) 265 bis 278. – [125] MÜHLER, E., Med. Klinik 59 (1964), 96. – [126] BOCK, H. E., Klin. Wschr. 25 (1947), 331–337. – [127] DOXIADES, T., Münch. Med. Wschr. 103 (1961), 744. – [128] RÖSSLE, R., in: Hdb. d. spez. pathol.

Anatomie, hg. v. Henke und Lubarsch, Bd. 2, 1. Teil. Berlin 1930. – [129] FISCHER, O., Münch. Med. Wschr. 94 (1954), 56 u. 81. – [130] MORETTI, Presse Méd. 1951, 1180. – [131] GHARPURE, Indian Med. Gaz. 82 (1947), 327–330. – [132] BAADER, E. W., Klinische Grundlagen der 46 meldepflichtigen Berufskrankheiten. München–Berlin 1960. – [133] WAGNER, R. u. G. ZERLETT, Die Berufskrankheiten nach der 6. BKVO. Stuttgart 1964. – [134] KALK, H. u. E. MÖLLER, Dtsch. Med. Wschr. 90 (1965), 608–610. – [135] LOOS, Med. Welt (1940), 195. – [136] DÖLLE, W. u. G. A. MARTINI, Act. hepatosplen. 6 (1959), 225; 9 (1962), 74. – [137] KALK, H., Münch. Med. Wschr. 107 (1965), 1141–1147. – [138] KALK, H., Dtsch. Med. Wschr. 84 (1959), 1898; Schweiz. Med. Wschr. 89 (1959), 1117. – [139] BERG, H. u. H. A. FORDERRHEUTER, Ärztl. Wschr. 14 (1959), 30. – [140] BROICHER, H., Med. Klinik 56 (1961), 1118. – [141] KALK, H., Dtsch. Med. Wschr. 75 (1950), 225. – [142] WILDHIRT, E., in: Leber, Haut und Skelett, 3. Lebertagung der Sozialmediziner in Bad Mergentheim, hg. v. Wannagat. S. 156. Stuttgart 1964. – [143] LIEBEGOTT, G., Zbl. Arbeitsmed. 2 (1952), 1. – [144] BAUER, M., Die entschädigungspflichtigen Berufskrankheiten. Stuttgart 1953. – [145] LÖHER und HOLSTEIN, LÖHER und OTTO, Berufskrankheiten durch aromatische Nitro- u. Aminoverbindungen. Leipzig 1953. – [145a] GRANICK, Bull. N. Y. acad. Med. 25 (1949) 403. – [146] KALK, H. u. E. WILDHIRT, Med. Klinik 55 (1960), 694. – [147] KALK, H., Referat, 17. Tagung der Ges. f. Verdauungs- u. Stoffwechselkrankheiten, S. 48, u. Bericht 1953. Stuttgart 1954; Über die Siderophilie (Haemochromatose) und ihre Behandlung durch Aderlaß. Vortrag a. d. 6. Bayr. Internistenkongreß in Nürnberg 1958. Stuttgart 1959. – [148] CAM, C. u. G. NIGOGOSAYAN, J. Americ. Med. 138 (1963), 88. – [149] PIRART, J., P. GALLUS, M. GOLDSTEIN, Act. Gastroenterol. Belg. 24 (1961), 131. – [150] SIEDE, W. u. A. KLAMP, Spätfolgen der Virushepatitis, Erg. Inn. Med. u. Kinderheilkunde, Neue Folge, Bd. 18, S. 283. Berlin–Göttingen–Heidelberg 1962. – [151] HEGSTEDT u. Mitarbeiter, J. Exp. Med. 90 (1949), 137 bis 147. – [152] MÜHLER, E., Dtsch. Arch. Klin. Med. 206 (1960), 361. – [153] GAMERDINGER, H., u. PIETZONKA, Zschr. exp. Med. 127 (1956), 325–337. – [153a] WEPLER u. K. OPITZ, Zbl. Path. 97 (1958) 382. – [154] STICH, W., Klin. Wschr. 37 (1959), 681. – [155] WÖHLER, F., Med. Klinik 57 (1962), 1370. – [156] STROBACH, G. u. E. WILDHIRT, Dtsch. Med. Wschr. 89 (1964), 2241–2244. – [157] POPPER,

H. u. SCHAFFNER, Die Leber, Struktur und Funktion. Stuttgart 1961. – [158] FISCHER, W., Augsburger Fortbildungskurse prakt. Med. 1952. – [159] ROULET, F. C., Acta nat., Basel (1947), 248. – [160] ROTH, Zschr. Krebsforschung 61 (1956). – [161] RATHKE, L., Die Krankheiten der Leber (Chirurgie), Klinik der Gegenwart, Bd. 7, 509. München–Berlin 1958. – [162] STERN, Traumatische Entstehung innerer Krankheiten, 3. Aufl. Jena 1930. – [163] FISCHER, A. W., R. HERGET, G. MOLINEUS, Das ärztliche Gutachten im Versicherungswesen, 2. Aufl. München 1953. – [164] KEREKES u. EWING, Radiology 55 (1950), 861–864. – [165] SIEDE, W., Dtsch. Zschr. f. Verdauungskrankheiten 6 (1942), 92–101. – [166] KALK, H., Dtsch. Med. Wschr. 77 (1952), 466. – [167] LINDNER, W. u. H. ABENDROTH, Münch. Med. Wschr. 96 (1954), 1275–1277. – [168] KAUFMANN, zit. nach 169. – [169] VELDE, G., Erkrankungen der Bauchorgane, Bauchorgane vom internen Standpunkt. Leipzig 1939. – [170] CURSCHMANN, H., Münch. Med. Wschr. 57 (1915), 1783. – [171] STÖCKENIUS, Med. Klinik 21 (1926), 179. – [172] BERGEL, Ärztl. Sachverständigen Zeitung, 41 (1935), 284. – [173] WIELE, Zbl. Inn. Med. (1936), 541. – [174] SCHMID, M., M. L. HEFTI u. A. SENNING, Helvet. Med. Acta 31 (1964), 563–567. – [175] COLOMBE, O., Wien. Med. Wschr. (1963), 265. – [176] STOCKINGER, W., Dtsch. Med. Wschr. 72 (1947), 476. – [177] STÖRMER, A., Med. Klinik 41 (1946), 305–310. – [178] KALK, H. u. E. WILDHIRT, Lehrbuch und Atlas der Laparoskopie, G. Thieme Verlag, Stuttgart 1962. – [179] KALK, H. u. F. BÜCHNER, Klin. Wschr. 25 (1947), 874. – [180] HARTMANN, E. und E. KOHL, Klin. Wschr. 28 (1950), 500. – [181] KALK, H., Dtsch. Med. Wschr. 65 (1939), 1465. – [182] BIEBL, Bruns. Beitr. Klin. Chir. 172 (1941), 161–229.